Dr. House

Guia para a vida

Dr. House

Guia para a vida

Toni de la Torre

Tradução

Ângelo dos Santos Pereira

1ª edição

lua de papel

Esta obra é um trabalho de comentário, análise e crítica independentes. O livro, o autor ou a editora não são, sob forma alguma, apoiados, patrocinados ou associados do proprietário do copyright da série televisiva *Dr. House*, nem dos criadores da mesma.

Diretor editorial **Pascoal Soto**

Editor **Pedro Almeida**

Editora assistente **Marília Chaves**

Adaptação **Cassius Medauar**

Revisão **Renata Cavalli/ Vivian Matsushita/ Alexandra Colontini**

Projeto gráfico do miolo e diagramação **Pedro Henrique de Oliveira**

Adaptação de Capa **Osmane Garcia Filho**

Dados Internacionais de Catalogação na Publicação (CIP)

(Câmara Brasileira do Livro, SP, Brasil)

Torre, Toni de la

Dr. House : um guia para a vida / Toni de la Torre ; tradução Ângelo dos Santos Pereira. -- São Paulo : Lua de Papel, 2010.

Título original: Dr. House : un guia para la vida.

ISBN 978-85-63066-29-9

1. Autoajuda 2. Autorrealização (Psicologia) - Humor, sátira, etc. 3. Dr. House (Personagem fictício) 4. Dr. House (Programa de televisão) I. Título.

10-08864 CDD-158.1

Índices para catálogo sistemático:

1. Autoajuda : Psicologia aplicada 158.1

2010

TEXTO EDITORES LTDA.

[Uma editora do grupo Leya]

Av. Angélica, 2163 - Conjunto 175

01227-200 - Santa Cecília - São Paulo - SP - Brasil

www.leya.com

Para a única pessoa que nunca falhará...
Para **mim**!

Sumário

Quanto de House há em você?

Este é um livro de autoajuda, mas será que vai mesmo ser útil? Quantos livros que prometiam a felicidade você já comprou e acabaram no lixo? Antes de perder tempo e dinheiro na aquisição e leitura deste guia, recomendo que responda às seguintes perguntas...

1. Numa discussão, alguém o contraria.

a) Claro que sim, quem não o faria? Sou patético!

b) Vamos conversar, que é conversando que a gente se entende.

c) Tento convencê-lo dos meus argumentos... na porrada.

d) E daí? Acabaremos fazendo o que eu disser.

2. Você encontra um vizinho que espera pelo elevador...

a) Subo com ele e conversamos do mau tempo.
b) Cumprimento-o com um "olá" e subo pelas escadas.
c) Subo junto, mas com fones de ouvido e só os tiro depois de sair do elevador.
d) Subo junto, não digo nada e, ao sair do elevador, falo: "Sua mulher chifra você".

3. Quando o convidam para uma festa de aniversário.

a) Finalmente uma oportunidade para conhecer pessoas!
b) Oh-oh... Tenho que comprar um presente, que droga!
c) Apareço no fim da festa, fico cinco minutos e vou embora.
d) Estaria melhor em casa vendo um DVD.

4. Você chega ao escritório e o seu colega não responde ao seu "bom dia".

a) O que será que eu fiz? Com certeza está chateado comigo!
b) Ainda deve estar dormindo, vou cumprimentá-lo outra vez.
c) O problema é dele, nunca mais lhe dirijo a palavra.
d) Ótimo, assim me poupa o trabalho de ter que falar com ele.

5. Você se compara aos demais...

a) Sou acometido por uma enorme depressão.
b) Percebo que ainda tenho de melhorar muito.
c) Todos temos defeitos, mas eles têm mais.
d) Sinto que sairia perdendo só se me comparasse a Deus.

6. **Seu chefe pede que você traga um café para ele...**

a) Corro até a cafeteria e pago com o meu dinheiro.
b) Pego um da máquina do escritório.
c) Indico-lhe, amavelmente, onde fica a cafeteria.
d) Dou dez reais a ele e peço que também me traga um.

7. **Uma funcionária se engana e dá troco a menos para você...**

a) Não ligo. Pode ficar com ele, não me importo.
b) Aviso-a timidamente e espero que não me leve a mal.
c) Em voz alta, começo a chamá-la de vigarista e a ridicularizo.
d) Não faz mal, nem todo mundo sabe contar.

8. **Fui o culpado de meus fracassos amorosos.**

a) Sim, me engano sempre e faço tudo errado.
b) Um pouco, mas ele/ela também teve a sua parcela de culpa.
c) Não, foi ele/ela que me abandonou como a um cão.
d) Deixá-la/lo não foi um fracasso, mas uma vitória.

9. **No ginásio, um/uma rapaz/garota lindíssimo/a observa você com os olhos semicerrados...**

a) Será que estou com o zíper aberto?
b) Deve ter entrado um cisco nos olhos dele/dela.
c) Vou esperar que aconteça de novo antes de me atrever a falar com ele/ela.
d) Você falou um/uma rapaz/garota? Normalmente, são vários/as.

10. Procura um táxi de madrugada para voltar para casa...

a) Nunca encontrarei nenhum, o destino está contra mim.
b) É mais barato voltar a pé.
c) Roubarei o táxi da primeira pessoa que encontrar.
d) Eu não procuro táxis, os táxis vêm até mim.

Maioria de D: Gregory, eu lhe disse que não podia fazer este teste, que era só para os leitores.

Maioria de C: Podia passar bem sem este livro, mas um pouco de filosofia House nunca será demais em sua vida.

Maioria de B: Compre já o livro.

Maioria de A: Compre JÁ o livro e, além disso, transforme-o em seu livro de cabeceira, sublinhe e tome notas dele.

Parte 1

Eu e eu mesmo

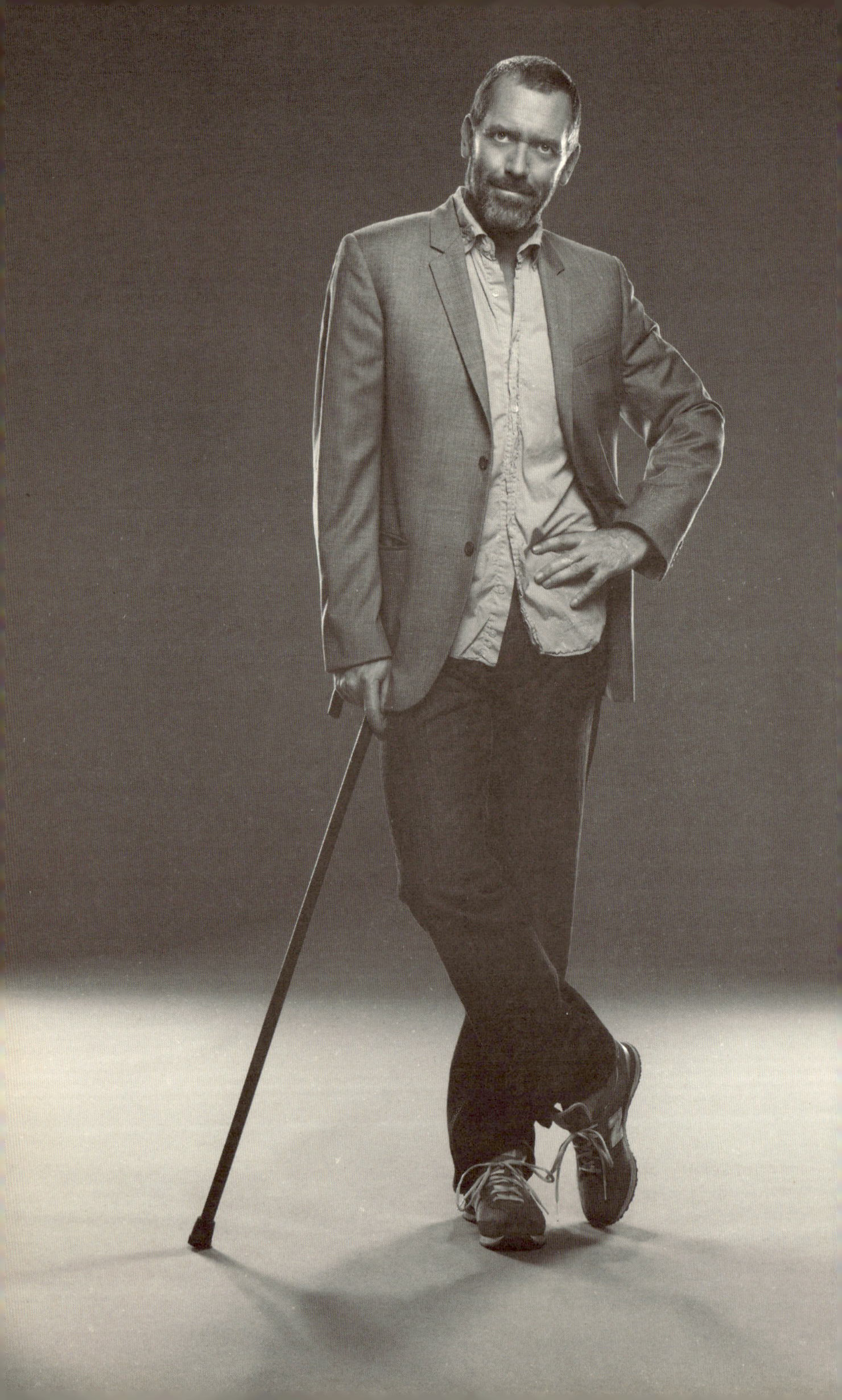

1. Eu sou House

Já foi o tempo do doutor altruísta, amável e serviçal que Emílio Aragón interpretou em *Médico de Família*, famoso seriado espanhol que sensibilizou milhares de espectadores no fim dos anos 1990. Hoje, quem brilha é um doutor antipático, cínico e desagradável que atende pelo nome de House. Não se trata de uma comparação casual, mas de um exemplo da mudança que se produziu no perfil dos protagonistas das séries televisivas.

Não faz muito tempo que o herói das crianças era um homenzinho engraçado e rechonchudo chamado David, *o Gnomo*, que fazia o possível para levar a paz e a harmonia ao bosque. Agora, nossos filhos deliram com as aventuras de *Shin Chan* e com a sua paixão por baixar constantemente as calças e por levantar as saias das garotas. O personagem branco, correto e eminentemente bom está em franca decadência. Já não há defensores do bem como MacGyver ou a senhora Fletcher (do seriado *Assassinato por Escrito*). A bondade cansa o espectador.

O que funciona agora são as emoções fortes, os personagens azedos, capazes de manipular os demais e de usá-los de acordo com os próprios interesses. São os filhos bastardos de J.R., de *Dallas*, o mal elevado à potência máxima e, entre todos eles, o primogênito mais evoluído é o Dr. House. Com seu ar de eminência e a sua irritante tendência de achar que tem sempre razão, o bom doutor vai tirando as pessoas do sério com seus comentários ácidos sobre a natureza humana enquanto manca de bengala pelos corredores do hospital e engole (sem água, nem nada) o seu querido Vicodin.

Mas, apesar de ser um indivíduo mal-educado, antipático, arrogante, solitário e muito mau-caráter, é surpreendente a quantidade de suspiros femininos que o pomposo Dr. House provoca. Ainda que a maioria reconheça que conviver na vida real com ele seria um verdadeiro inferno, as mulheres não conseguem evitar considerá-lo arrebatador. Talvez seja por sua honestidade brutal na hora de tratar os pacientes, por suas convicções firmes e por seu estilo desalinhado (camisas mal engomadas, barba de três dias...), que encaixam perfeitamente com o fato de mancar e com seu caráter áspero, assim como por seu mal dissimulado espírito rebelde, que surge em seu rosto nas poucas (muito raras) vezes em que sorri.

Serão as suas frases provocantes? Será o seu caráter antissocial? As mulheres não conseguem resistir ao encanto de House. Mas os homens também não: o caráter transgressor do personagem os agrada, o cinismo e o sarcasmo que exibe ao diagnosticar seus pacientes e, sobretudo, a admiração e respeito (quem sabe até carinho) que inspira nos que o cercam.

Tudo isso gerou um fenômeno singular: um número impressionante de homens tenta se parecer com House em sua vida cotidiana para ver se consegue obter um pouco de seu encanto descomunal do médico. De uns tempos para cá, é possível ver na rua um novo grupo de machos igualmente descuidados, respondem com exaltação, que não se barbeiam e que vão exibindo os seus conhecimentos em alguma matéria na qual são especialistas. Alguns chegam, inclusive, a mancar, e não sei se os mais ousados não se enveredaram pelo caminho do Vicodin.

Mas se é verdade que qualquer um pode ser antipático, ter uma vida mal-humorada é uma arte para a qual só alguns estão preparados. Pois não basta ter um mau dia: é preciso que todos os dias sejam péssimos. Só vivendo uma vida cheia de amargura e de mau humor é que alguém consegue se parecer (ainda que de longe) com o genial Dr. House.

2. Alguns dias bons

E com isso virá o êxito. As mulheres vão adorá-lo e os homens vão querer se parecer com você (embora não admitam). Pode ser que graças à receita do Dr. House você se sinta, pela primeira vez em muito tempo, um vencedor; um vencedor atípico, claro, mas a verdade é que o perfil do herói amável e sincero já fracassou há muito tempo. O cavaleiro não tenta mais salvar a princesa, tenta salvar a si mesmo; o anti-herói sem escrúpulos é o modelo que arrasa na televisão. E também na vida real.

Claro que você deve ter lido uma infinidade de livros que asseguram ter descoberto a fórmula mágica para encontrar a felicidade. O próprio House leu vários deles, mas rejeitou todos. Seu motivo é simples. Para ser distante e antipático é preciso estar amargurado. Estar amargurado é, na realidade, aquilo que trará a felicidade e o êxito na vida, em vez da busca da própria felicidade, que não leva a parte alguma.

É lógico que você pensa que o seu objetivo na vida é ser feliz. Centenas de contos infantis, tradições milenares, escritos filosóficos e preconceitos culturais o orientaram para a busca da felicidade, ainda que ela se pareça com o Santo Graal, ainda que esteja etiquetada com a palavra "utopia". Acima de tudo, saiba que milhões de pessoas na História a procuraram antes de você e não obtiveram sucesso.

Para House, a felicidade é supervalorizada em detrimento da amargura. A busca pela felicidade não nos torna felizes. Na realidade, precisamos de infortúnios, desgraças, tragédias, catástrofes, crimes, pecados, delírios e perigos em nossa vida. E se não os tivermos, nós os inventamos. Por quê? Porque, no fundo, a felicidade é chata. Imagine um coro de anjos sorridentes sobre uma nuvem e logo estará bocejando; observe então esses mesmos anjos discutindo uns com os outros, traindo-se mutuamente e sofrendo, perceberá então que ficou comovido.

EXERCÍCIO:

Faça uma visita ao jardim zoológico. Observe os animais e repare como todas as suas necessidades estão garantidas: são alimentados sem que peçam, estão protegidos contras as doenças e não e não precisam temer predadores, pois sua vida já não se resume a uma questão de sobrevivência. Podem se relacionar com outros de sua espécie e passear livremente por um espaço (limitado, é verdade) adaptado às suas necessidades. Mas será que esses animais são felizes? Não é verdade que estão num estado de tédio e de hipnose infinitos? Imagine agora o efeito da felicidade em um ser humano.

Encher um ser humano de felicidade é o caminho mais rápido para aborrecê-lo, afundá-lo no tédio e deixá-lo em um asfixiante estado de torpor depressivo. Não há nada mais difícil de suportar do que uma série de dias bons. Sem dificuldades não podemos ser felizes. A verdadeira felicidade, o autêntico êxito que os livros de autoajuda tanto perseguem e a realização pessoal residem, então, na arte de viver uma vida amargurada. Este guia contém todos os truques de House para conseguir isso. Podem ser levados meio na brincadeira, meio a sério, mas certamente você encontrará neles alguma coisa de si mesmo.

Lembre-se...

A busca da felicidade pela felicidade não lhe proporcionará felicidade.

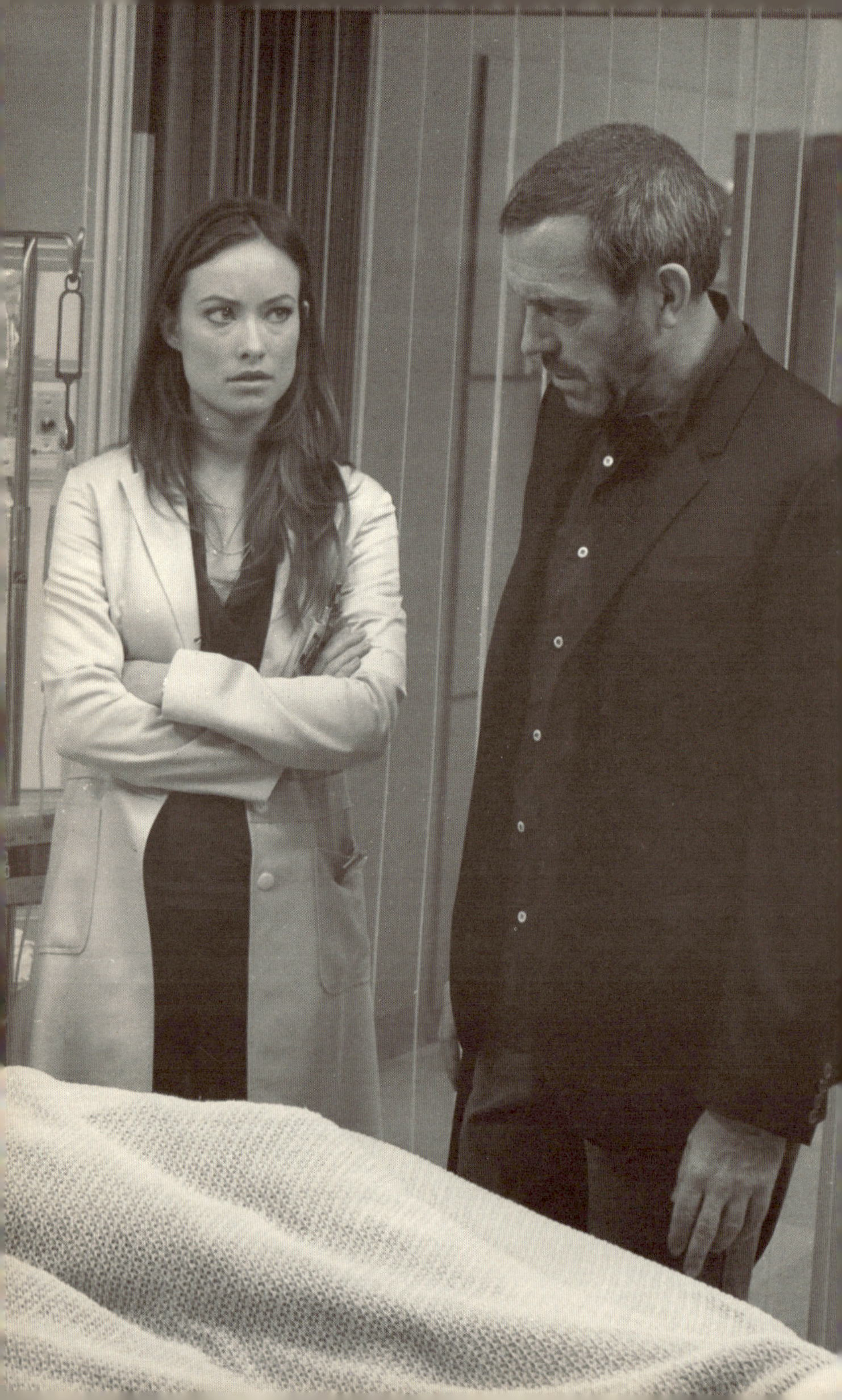

3. As pessoas mentem, os cães não

Uma das regras básicas para a vida da filosofia de House é que todas as pessoas mentem. Para ele, a mentira é uma condição intrinsecamente humana. E está convencido de que ninguém diz a verdade, o que o leva a não confiar em ninguém a não ser em si mesmo. Isso faz com que se afaste de todos, especialmente dos doentes. House odeia seus pacientes e não sente o mínimo interesse por seus problemas pessoais, a não ser que tenham uma relação direta com o diagnóstico.

Dr. Foreman: Não deveríamos falar com a paciente antes de fazer o diagnóstico?
Dr. House: Ela é médica?
Dr. Foreman: Não, mas...

Dr. House: Todo mundo mente.
Dra. Cameron: O Dr. House não gosta de lidar com pacientes.
Dr. Foreman: Não foi para tratar pacientes que nos tornamos médicos?
Dr. House: Não, foi para tratar doenças. . Tratar pacientes é o que torna a maioria dos médicos infeliz.

É evidente que tal crença não é gratuita. Desconfiar dos outros proporciona a House (e proporcionará a você, quando acabar de ler este livro) grandes e profusos momentos de amargura. Porque não confiar em ninguém significa não apenas que você precisa tomar decisões ou passar por uma situação difícil sozinho, mas também que todos os que o cercam podem intencionalmente tentar magoá-lo. Esse pensamento vai assegurar mais momentos de amargura, de modo que você deve tentar gerá-lo com pensamentos negativos.

Em geral, é muito útil nos basearmos em uma experiência ruim anterior. Se alguém no passado o magoou, não procure explicações, concentre-se nessa pessoa, nas circunstâncias daquele momento, e se convença de que elas (e não você mesmo) são as únicas culpadas de seu conflito. Desse modo, a possibilidade de voltar a passar por uma experiência ruim não dependerá de você, mas do aparecimento dessas pessoas-circunstâncias, e você poderá temer livremente que as situações se repitam sem ter que se responsabilizar por isso. Você deve desconfiar das circunstâncias e estar atento ao aparecimento delas a fim de poder evitá-las, mesmo se souber, que, dessa vez, elas não não vão proporcionar dor, mas alegria.

EXEMPLO:

Era uma vez um homem que atravessava a faixa de pedestres pisando apenas nas partes brancas. Um dia, quando lhe perguntaram por quê, ele respondeu que era para que não o atropelassem. Ao que parece, um dia ele foi acertado por um caminhão bem na hora em que colocou o pé fora das faixas. Como é óbvio, o homem nunca se questionou se devia ter olhado antes de atravessar a rua e muito menos se as faixas brancas eram as culpadas pelo seu infortúnio. Desconfiava delas e pronto. Este exemplo pode parecer absurdo, mas pense na mulher que desconfia de todos os músicos porque certa vez um trompetista foi infiel a ela, no vendedor que pega sua arma sempre que um negro entra na loja, apenas porque certa vez um deles o assaltou, ou no país que invade o vizinho apenas por desconfiança.

Lembre-se...
Desconfie sempre dos outros. Se não tem argumentos para isso, invente algo.

---

4. O princípio do mau humor

Contudo, se apoiar em uma experiência do passado para gerar desconfiança em relação aos outros é algo que qualquer um pode fazer. Os verdadeiros mestres não precisam da experiência amarga para criar conflitos. São capazes de se convencerem de que tudo o que acontece com eles é ruim e pode fazer com que o pior acabe acontecendo. Na realidade, é fácil gerar uma boa dose de desconfiança em relação aos outros se uma pessoa se propuser a fazê-lo.

Nunca pensou que alguém tenha gritado com você sem motivo aparente? Não é verdade que, com frequência, o seu chefe o repreende de forma desproporcional sem que você tenha feito nada para merecer? Quando isso acontecer, tente não procurar um motivo e assuma a culpa. Essa atitude lhe proporcionará uma boa dose de irritação, que você deverá direcionar para o primeiro que aparecer (provavelmente um de seus subordinados). É o que House faz com Foreman, que sempre se queixa disso.

Foreman: Por que é que está sempre me provocando?
House: Essa é a minha função... Tem piorado ultimamente?
Foreman: Acho que sim.
House: Sério? Isso descarta aquela hipótese do racismo. Você continua tão negro quanto na semana passada.

Como House sabe muito bem, não é necessária qualquer razão específica para "provocar" os demais. Podemos gerar desconfiança para com o outro e aumentar o nosso mau humor contra ele sem nenhum argumento, apenas juntando uma longa cadeia de casualidades negativas, nas quais damos a essa pessoa um papel decisivamente negativo. É possível que a vítima se sinta desconcertada e se mostre assombrada, é até provável que se declare inocente, mas tudo isso servirá apenas para demonstrar que você que tinha razão. Você depositou todo o seu carinho e confiança nessa pessoa e, uma vez mais, abusaram de sua bondade.

EXEMPLO:

> Era uma vez um auxiliar de escritório que queria grampear umas folhas, mas apesar de ter um grampeador, estava sem grampos. Ele pensou em pedir alguns ao seu colega de escritório. Mas foi acometido por uma dúvida: "E se ele não me emprestar? Hoje de manhã nem me cumprimentou quando chegou. Talvez estivesse distraído, mas e se não quisesse mesmo

me cumprimentar? E se está chateado comigo? Eu não fiz nada a ele. Se alguém me pedisse grampos, eu daria os grampos... Como alguém pode se negar a fazer um favor como este? Indivíduos assim estragam o dia de uma pessoa. E ainda vai pensar que dependo dele. Só porque tem uns grampos". Então o auxiliar de escritório se levanta e vai até a mesa do seu colega para dar o troco. "Não preciso dos seus malditos grampos, seu trouxa!"

Se insistir nesta prática, descobrirá rapidamente que há milhões de coisas negativas em sua vida que conspiram contra você. Quando vai ao banco, sempre pega mais trânsito do que o normal e sempre pega os semáforos vermelhos. Se reparar bem, encontrará um culpado para cada uma dessas casualidades. Diga isso aos seus amigos. Se tentarem convencê-lo do contrário, desconfie deles também.

Lembre-se...
O mundo conspira contra você, faça o possível para encontrar os culpados.

---

5. A realidade está abaixo de mim

Criar argumentos, como dizíamos no capítulo anterior, tem os seus perigos, como como a possibilidade de se chocarem com a realidade. Por esse motivo, House desenvolveu um método infalível para contornar o que quer que contradiga as nossas hipóteses: acreditar que temos sempre razão e que os demais estão sempre errados. Submeter a realidade à nossa conveniência não só dará solidez à nossa desconfiança como também nos oferecerá novas e brilhantes oportunidades de nos sentirmos desgraçados.

"Acontece que suas opiniões não dão bons resultados.
Aconselho você a usar as minhas."
Dr. House ao **Dr. Foreman**

Se você se agarrar à sua própria opinião como a única possível, logo verá que o mundo vai de mal a pior, já que nunca nada será como você quer, receberá queixas e encontrará problemas por todos os lados. No entanto, nunca renuncie a ela, em seu estandarte vital, ainda que a realidade tente despedaçá-la. Quando a sua opinião se converter em algo tão importante na sua vida, você não estará mais disposto a se resignar, de modo que deverá continuar sempre fiel às suas convicções, renunciando a qualquer tipo de negociação com a realidade, ou seja, ignorando-a.

Não se limite a ver a vida como ela é, imponha a sua opinião. Avance como um navio pelas águas do tempo com passo imperturbável, transforme-se num atormentado espírito de contradição que sabe como o mundo *devia ser*, mas que não pode fazer nada para mudá-lo. Evidentemente, essa crença exclui a possibilidade de estar enganado, dado que a sua opinião passará a estar indissoluvelmente ligada à verdade.

Ao considerar a sua própria opinião como a única válida, você ficará imediatamente sozinho, abandonado e, ao mesmo tempo, será único, preso à sua crença de como o mundo deveria funcionar, e profunda e injustamente incompreendido. Se conseguir alcançar um verdadeiro sentimento de isolamento e incompreensão, a amargura por que tanto anseia estará assegurada, pois se encontrará lutando sozinho contra o mundo, tornando-se a única pessoa capaz de ver a realidade.

Claro, se você acreditar nas próprias opiniões como sendo as únicas possíveis, aceitar outra opinião será pouco menos do que uma autotraição, uma rasteira inadmissível às suas próprias convicções. Como tal, não aceite, por nada neste mundo, que exista outra visão possível que não a sua. House nega sempre as opiniões de seus subordinados, coisa que os irrita profundamente (considere isso um efeito secundário positivo dessa técnica).

Dra. Cameron: Você tem sempre razão e nós somos idiotas.
Dr. House: Não. Só não me considero um idiota e não acredito que todos vocês tenham razão.

Essa suficiência é bastante atraente, porque reflete uma segurança em si mesmo quase esmagadora, que acaba sendo muito sexy. Além disso, House reforça, dessa forma, sua própria visão do mundo e recusa a entrada de qualquer interferência ou influência que não seja do seu agrado. Os verdadeiros especialistas em espezinhar as opiniões dos outros chegam, inclusive, a negar opiniões com as quais concordam, ainda que caiam em contradição.

Lembre-se...
Rejeite as opiniões dos demais, mesmo quando eles partilharem da sua opinião.

---

6. O oportuno peso dos erros

Porém, nem sempre se pode fugir à realidade e, por vezes, não há nenhuma maneira de ignorar que nos enganamos. No caso de precisar admitir um erro, House assume sempre a culpa máxima, um sentimento que se agrava até limites insuspeitáveis em alguém que acredita que nunca se engana. O erro, então, já não é apenas uma falha humana ou um golpe em seu ego, mas uma derrota do seu eu mais íntimo.

Converter o erro numa derrota pessoal proporcionará a você horas e horas de lamentos e automenosprezo. Não aceite que tenha se enganado e castigue-se por isso. Não seja amável consigo mesmo, não seja condescendente. Caso contrário, poderia acabar aprendendo com os seus erros e, então, nunca mais poderia repeti-los. A sabedoria não consiste em decifrar onde você se enganou, mas em assegurar que repetirá o erro para poder se castigar com mais afinco na próxima vez e tornar a sua vida ainda mais amargurada.

Você pode converter seu erro em um peso que tenha de arrastar durante anos e até pode atribuir seus futuros infortúnios "àquela vez em que se enganou". Os especialistas em erros têm na ponta da língua expressões como "se não tivesse" ou "poderia ter". Consideram que toda a sua vida foi por água abaixo por causa desse erro e se culpam diariamente por isso; mas nunca tentam aprender com ele, assim não correm o risco de eliminar a possibilidade de voltar a repeti-lo no futuro.

Essa forma de viver o erro tem uma dupla utilidade em House, pois toda a regra que se aplique a você também se aplica às pessoas ao seu redor. Elas também se enganam e também são culpadas de seus próprios erros. Em vez de aceitar que os seres humanos possam se enganar, repreenda-os continuamente por suas falhas, explicando em detalhes as consequências negativas que o erro deles pode trazer (sobretudo aquelas que o afetem e também a terceiros). Obrigue-os a se sentir culpados e profundamente fracassados, mas não lhes diga em nenhum momento qual foi o erro. Isso fará com que passem as noites em claro tentando descobrir onde se equivocaram.

Stacy: Se o Chase cometeu um erro tão grave, por que não manda ele embora?
Dr. House: Ele tem um cabelo bonito.

House maltrata constantemente Chase devido aos seus múltiplos erros (um deles termina com a morte de um paciente) e o relembra diariamente disso. Mas nunca o demite. Para ele, errar tem um preço: todos devem assumir a culpa e se lamentar até o infinito. Relembrar Chase que ele se enganou é a maneira que encontrou de humilhá-lo.

Os utilizadores mais avançados do método House não só são capazes de dizer a alguém que ele se enganou sem lhe explicarem o porquê, como também conseguem jogar em outra pessoa a culpa por um erro cometido por eles mesmos, provocando uma queda na autoestima da última e fazendo com que se sinta culpada sem conhecer os motivos de seu engano.

Lembre-se...

A sabedoria não consiste em aprender com os erros, mas em se lamentar por eles.

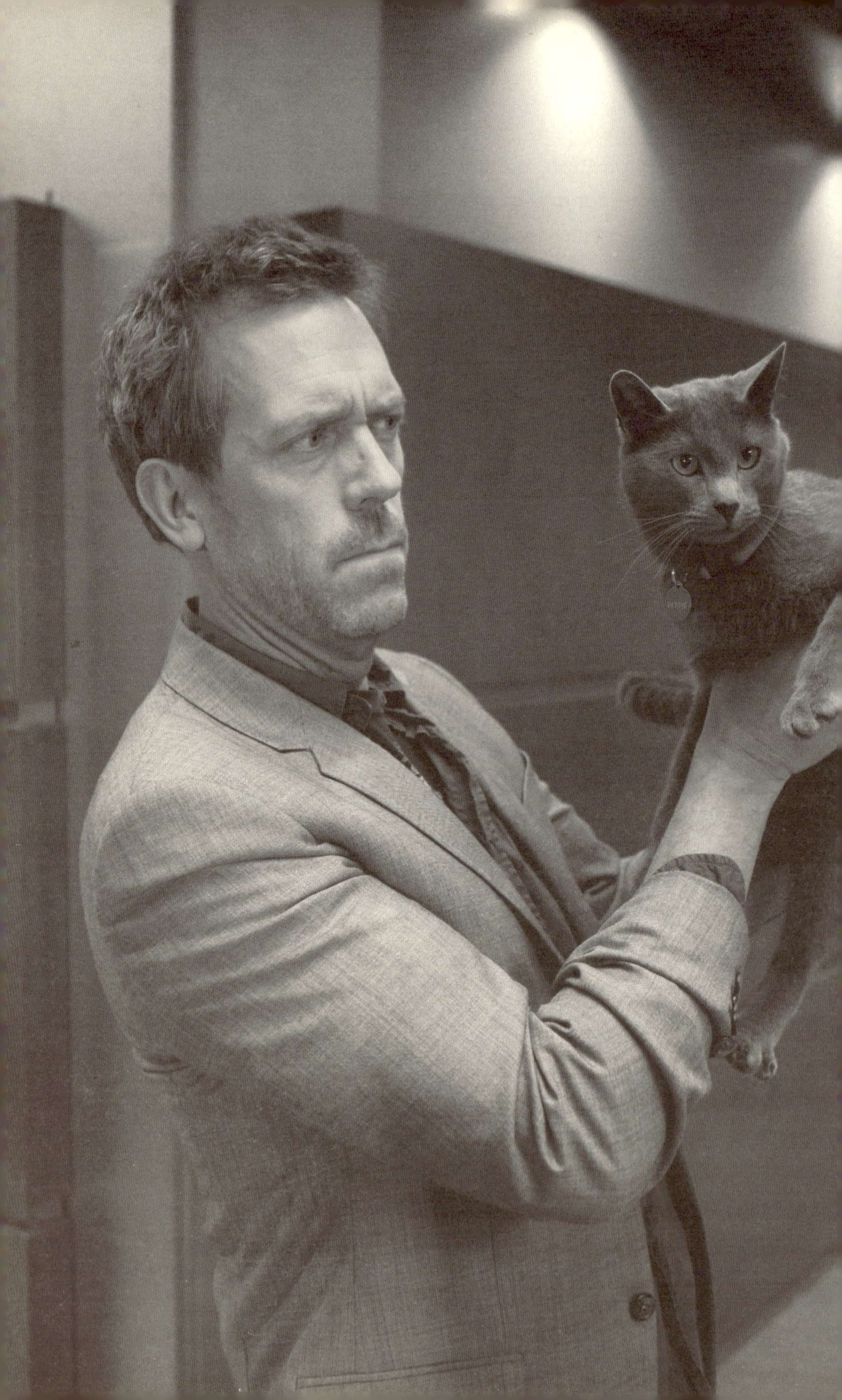

Parte II

De coração aberto

1. À espera da ligação de Stacy

Com certeza você já ouviu a milagrosa frase "o tempo cura tudo". Talvez da boca de um amigo, no dia em que a sua primeira namorada o deixou, ou da boca de um irmão, após uma terrível discussão com a sua mãe. É possível que essa famosa frase funcione lindamente dentro do universo da sabedoria popular, mas, na peculiar filosofia de House, o tempo nunca cura nada, e, na verdade, é uma fonte de ressentimento e culpabilidade constantes.

Nos próximos capítulos falaremos do futuro, mas agora nos concentraremos no passado. Para House, o passado sempre foi melhor do que o presente. Ele se convenceu de que tudo o que aconteceu antes sempre foi melhor, não só no nível de seus valores, mas sobretudo do seu bem-estar pessoal e da sua estabilidade emocional.

Não importa que a puberdade e a adolescência (para não falarmos da infância) sejam épocas de insegurança, de dor existencial, de angústia em relação ao futuro e de todo o tipo de traumas e falsos mitos que demoram uma vida inteira para ser superados à base de terapia; o verdadeiro especialista na idealização do passado conseguirá convertê-las em uma época dourada à qual já não pode regressar, numa oportunidade perdida pela qual você pode ficar aflito e chorar.

Sublime o passado, convertendo-o em um mundo cor-de-rosa, ideal, e sofra pelo fato de ele não poder se transformar na realidade presente. Sinta saudades do passado e anseie por um retorno à infância, converta o mundo anterior num paraíso nostálgico de felicidade e se lamente por não poder voltar atrás. Sonhe com o passado idealizado de modo a se deparar com um presente o mais miserável possível.

Evidentemente, a infância é um mero exemplo. Quem não conheceu uma daquelas pessoas incapazes de se esquecerem de uma relação amorosa que já chegou ao fim? Se agarram de tal modo a esse passado amoroso que o idealizam, eliminando como que por mágica a tudo o que não lhes agradava na outra pessoa. Enfatizam todos os aspectos positivos da relação, se convencendo de que era fantástica e de que nunca encontrarão nada melhor. Não dão crédito aos conselhos dos amigos, que confessam que aquela relação havia muito não funcionava e que, na verdade, estão melhor sozinhos. Passam noites em claro, à espera de uma chamada dessa pessoa e, como é óbvio, se algum dia iniciarem uma relação com outra pessoa, escolherão alguém à anterior.

Como bom mestre da infelicidade, House nunca conseguiu esquecer a sua relação com Stacy, e apesar de a atormentar frequentemente (e ao seu atual marido ainda mais frequentemente), daria as duas pernas para voltar aos seus braços.

Claro, nunca admitirá isso. “Achava que eu não ia aguentar a notícia?”, responde a Wilson quando este lhe explica que ela voltou à cidade. House nunca poderia reconhecer que precisa de alguém (o que o colocaria em uma situação de fragilidade, como veremos nos próximos capítulos), embora viva ansioso – e atormentado – para recuperar essa antiga relação.

Lembre-se...

Converta o passado em uma época ideal que nunca poderá ser comparada ao presente.

---

2. É sempre tarde demais...

Contemplar o passado como uma oportunidade perdida não só encherá você de angústia como também lhe dará a chance de se culpar por isso. Por que quem mais, além de você mesmo, tem culpa em tudo o que aconteceu? Claro, como tudo faz parte do passado, já não pode fazer nada para acertar as coisas, "é tarde demais". Assim, estará livre para se afundar na tristeza de ter falhado e para afogar no álcool os seus erros passados.

Dr. House: Você vive com a ilusão de que pode consertar tudo o que não é perfeito.
Dra. Cameron: E você vive com a ilusão de que nunca conseguirá fazer isso.

Tal como indica a Dra. Cameron, um dos pontos fundamentais da filosofia de House para a vida é a sua crença inabalável no fato de ninguém poder consertar os próprios erros, de modo que nem vale a pena tentar. Talvez você ache que não cometeu falhas grandes demais na vida; mas basta olhar para trás e procurar alguma oportunidade perdida, coisas que deveria ter dito, pessoas de quem se afastou. Se não tivesse pensado nisso para esse propósito, talvez nunca mais se lembrasse dessas situações, mas é precisamente essa a chave da técnica de House: a busca intencional de erros do passado.

EXERCÍCIO:

Olhe-se no espelho todas as manhãs e passe uma hora lembrando de todos os erros que cometeu na vida. Essa é uma ótima forma de colorir o dia que começa.

Agora que encontrou essa oportunidade perdida que já não pode recuperar, concordará comigo em como a sua vida teria sido diferente se não a tivesse deixado escapar. Não há nenhum motivo razoável para pensar que agora seria mais feliz; mas isso não interessa. Brinque com a sua imaginação e descubra por si mesmo tudo o que perdeu: alguém que o compreendia e o apaixonava, um trabalho que o fazia se sentir realizado e bem remunerado, uma casa com o dobro do tamanho, com garagem e animal de estimação.

Sente-se como se tivesse perdido o prêmio do grande concurso apenas por ter falhado na última pergunta? Pois tenha a certeza de que quem se equivocou foi você. E caso saber que é culpado não seja suficiente, convença-se de que o seu erro não pode ser reparado e que o que fez no passado determinará, quer queira ou não, o resto da sua vida. O que fez é grave demais para ser consertado, portanto, pode se converter em vítima do passado e se mortificar com isso todos os dias. Responsabilize o passado pela sua situação atual e não faça nada para alterá-la, pois nada pode ser feito agora.

Se por alguma casualidade do destino lhe fosse dada a oportunidade de resolver o suposto erro no presente, se convença de que agora já não importa, de que é "tarde demais", na medida em que admitir o contrário o levaria a abandonar a sua posição de vítima e a descer da torre da indignação. Não deixe que as feridas se curem, pois não poderia continuar a responsabilizar o passado por tudo o que acontece a você e teria de começar a tomar as rédeas de sua vida.

Lembre-se...
Responsabilize o passado por tudo o que acontece a você, mesmo as coisas boas.

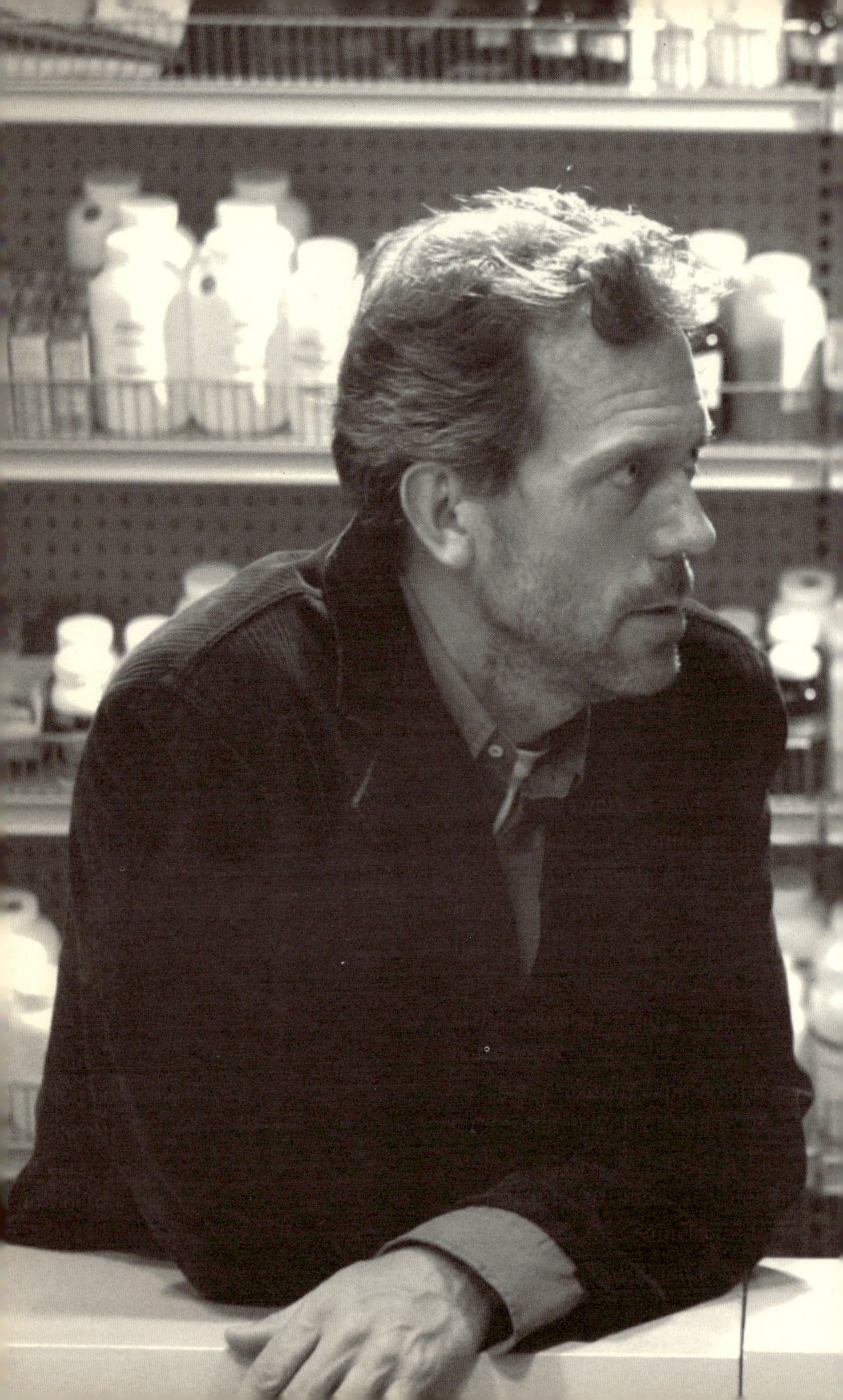

3. ... Exceto para o orgulho

Apesar do reencontro com Stacy afetar House de verdade, ele nunca demonstra à ex-mulher um desejo real de recuperá-la. Ele a trata de forma agressiva, fruto do seu ressentimento, e tenta se aproximar dela através de comentários de cunho sexual.

Não obstante, o espectador pode ver na expressão dos seus olhos uma ternura que não é consequência dos feromônios, mas de algo muito mais profundo, ainda que House nunca confesse a Stacy esse sentimento, sob o risco de colocar o seu orgulho em perigo.

O orgulho é, precisamente, um dos grandes protetores da filosofia de House e é por essa razão que merece uma menção especial. Seu orgulho é o que o faz supor em lugar de perguntar e imaginar em vez de procurar. Em vez de confessar a Stacy os seus sentimentos e de verificar se é correspondido, ele é muito mais inteligente e tenta deduzir o que ela sente, por meio das pistas deixadas pelo seu comportamento.

Isso proporciona a House horas e horas de dores de cabeça, nas quais pensa várias vezes nas coisas que ela disse. E você também pode fazer isso! Fique atento a tudo o que a pessoa que lhe chama a atenção disser: leia as entrelinhas de todas as suas decisões, analise cada palavra, letra por letra, interprete seus gestos, elabore teorias e deduza conclusões arriscadas; se possível, partilhe-as com alguém de confiança, uma pessoa que você possa atormentar com a sua obsessão platônica. Finja um encontro casual com a pessoa amada, a fim de conseguir novas pistas para alimentar as suas ânsias detetivescas e recomece de novo e de novo. Mas, principalmente, não pergunte diretamente a ela o que pensa, ou a emoção da busca acabará por se chocar com a realidade (a de que ele/ela sequer está interessado/a em você).

> "Se quer chegar ao fundo da questão, está no caminho certo: não fale com as pessoas envolvidas e atrapalhe o trabalho de um amigo para que ele ouça as suas especulações despropositadas". **Wilson a House.**

EXERCÍCIO:

Procure o número de telefone de um antigo amor que você sempre quis voltar a ver e envie uma mensagem de texto, convidando-o a tomar algo um dia destes. Quando perceber que essa pessoa não responde, comece a pensar nos motivos que estariam por trás da ausência de resposta. Recomendamos pensamentos como estes:

• Está se fazendo de difícil, com certeza vai me ligar dentro de cinco minutos.

• Já passaram cinco minutos, provavelmente ainda não leu a mensagem.

• Meia hora e ainda não me respondeu, deve estar numa reunião de trabalho.

• Deve estar com o celular desligado, caso contrário, como poderia ter passado uma hora sem me responder?

• Talvez tenham roubado o celular ou ficou sem bateria e está fora da cidade.

• Se mudou de número, por que não me avisou?

• Está me dando o cano, mas não sabe o que está perdendo.

• Não quero mais ficar com você. Acabou, não gosto mais de você.

Envie outra mensagem com esperança renovada e repita a sequência anterior.

Lembre-se...

Em vez de averiguar a verdade, faça suposições e imagine o pior.

---

4. O escudo do guerreiro

Agora que sabemos que House sofreu muito no passado e que é vítima dele mesmo, o objetivo prioritário é não voltar a sofrer no presente. Como aprendemos no capítulo anterior, as histórias se repetem sempre (e pioram). Portanto, nada melhor do que uma boa couraça para manter os demais a distância, nada de tentar encontrar a felicidade ou, pior ainda, criar laços profundos com outra pessoa (senão, você se converteria em uma pessoa vulnerável e o seu bem-estar estaria em mãos alheias).

“O que aconteceu na sua última relação não é motivo para se afastar eternamente dos demais. Cinco anos de autocompaixão são suficientes.” **Cuddy a House.**

Todo mundo (uns mais, outros menos) já se cercou de uma couraça depois de um desastre amoroso, mas só os verdadeiros gênios conseguem usá-la o tempo necessário para que fique colada na pele e então se esqueçam de quem eram antes de se esconderem. House é um deles. Sabe que só atrás da frieza e do cinismo da sua couraça estará sempre protegido do exterior e impedirá que as emoções encontrem eco em seu coração e voltem a magoá-lo, na medida em que não conseguiria superar essa dor. É o que Wilson diz a Cameron quando toma conhecimento de que ela e House terão um encontro.

Dr. Wilson: Olá. Está... Podemos conversar?
Dra. Cameron: Acho que já sei qual é o assunto.
Dr. Wilson: Só quero ter a certeza de que ninguém se vai magoar.
Dra. Cameron: Eu ficarei bem. Todos estão agindo como se eu fosse sair com Jack, o Estripador.
Dr. Wilson: Oh... Não, não é com você que estou preocupado. Há muito tempo que o House não se entrega a ninguém... Se fizer isso e se magoar, não acredito que consiga superar.
Dra. Cameron: Está com medo de que eu parta o coração dele?

Construir uma couraça dura e resistente não é fácil, mas se conseguir fazer isso, alcançará uma ruptura emocional total, ou seja, uma sensação de solidão e uma atitude de vítima que o acompanhará para onde quer que vá. Graças à sua couraça, poderá enfrentar determinadamente qualquer dúvida e se mover livremente por entre as relações humanas, sem medo de que provoquem alguma ferida em você. Porque se se enganar, não é você que se engana; se se indignar, não é você que ficará indignado; se o fizerem se sentir triste, você não sentirá nada; se alguém se chatear com você, isso não o afetará; se o trairem, não sofrerá e, se fracassar, é a sua couraça que fracassa.

Todos os golpes serão amparados por sua magnífica armadura, a qual poderá, inclusive, ser construída com a cor e a forma que desejar, de modo que possa ajustá-la ao gosto do meio em que vive e assim se adequar, no final, à imagem que a sociedade espera de você. Dessa forma, poderá satisfazer as exigências de quem o rodeia, colegas e familiares. Como é óbvio, essa bela couraça também o impedirá de viver outras tantas experiências, seja aprender com os seus próprios erros, fazer novos amigos, apreciar a tranquilidade de um fim de semana em contato com a natureza, conhecer culturas diferentes ou encontrar o amor da sua vida. Mas vale a pena se, em troca, garantir que você nunca mais vai sofrer, certo?

Você deve criar uma relação o mais estreita possível com a couraça, levar essa relação ao extremo, até chegar ao ponto de precisar dela como do ar que respira e não ser capaz de se relacionar com o mundo sem ela. Isso causará, sem dúvida, momentos gratificantes de amargura se um dia você quiser tirá-la, já que, graças a ela, passará a viver uma vida de medo (medo de que alguém penetre a sua couraça e, consequentemente, o torne vulnerável aos olhos dos outros, sempre prontos a magoá-lo assim que ceder dois milímetros do seu coração maltratado).

EXERCÍCIO:

Entre em uma banheira cheia de água e relembre todas as vezes em que se sentiu ferido. Todas as vezes em que alguém o decepcionou, o abandonou ou disse algo que o magoou. Pense em todas as pessoas que se portaram mal com você no passado. É provável que não tenham feito de propósito, mas apenas porque são tão humanas quanto as outras. Talvez não tenham agido da melhor forma quando o deixaram plantado ou quando puseram fim à sua relação pelo fato de não conhecerem nenhum outro modo de proceder. Mas não importa, lembre-se de todas e cada uma das palavras delas e deixe-se invadir pelo ressentimento, pela dor e pela raiva. Deixe que todas essas coisas o deprimam e mergulhe a cabeça na água. O passado deslizará lentamente dentro de você, como um ácido emocional doentio, que percorrerá o seu corpo e o deixará ressentido e bloqueado.

Em vez de superar o que se passou e de seguir em frente, fique preso ao conflito. Agora, prometa que nunca mais permitirá que o tratem assim, se encha de ódio e construa à sua volta uma couraça que o proteja de futuras situações dolorosas. Dentro dela, você não voltará a ter medo, por isso nunca a abandone.

Estas são algumas das receitas do Dr. House para manter a couraça brilhando:

1. **Tenha medo** constantemente, de tudo (como vimos nos capítulos 3 e 4, é fácil encontrar motivos para desconfiar das pessoas e temê-las). principalmente de que o magoem, de perder o amor de seu/sua parceiro/a ou o apreço de pessoas próximas.
2. **Esconda-se** atrás da sua inteligência e mostre-se como um indivíduo eminentemente lógico e racional, pouco inclinado a falar, a revelar ou até a levar a sério as emoções. Coloque o caráter científico acima dos versos românticos do poeta.

3. Não se envolva emocionalmente com ninguém (House não o faz nem com os pacientes, nem com os seus colegas de trabalho). Caso venha a se interessar por alguém, mostre-se sempre distante. Cultive um caráter frio até se tornar completamente insensível. Quando House vê Cameron chorando, é capaz de dizer: "Não pode ser tão boa sem ser louca".

4. Evite perguntas pessoais com uma piada. Mostre-se sempre evasivo e fechado se alguém tentar fazê-lo revelar seus sentimentos. Cameron pergunta a House se foi casado e ele responde: "Não estrague um trabalho noturno fantástico com perguntas pessoais".

5. Lembre-se todos os dias dos motivos que o levaram a se esconder atrás da couraça. Resgate no passado todas as frases que o magoaram e repita-as para si mesmo uma dezena de vezes, até se convencer de que está melhor dentro da couraça do que fora dela.

Lembre-se...

Para que não o magoem, o melhor é se fechar em um calabouço e engolir a chave.

---

5. O complexo de Rubik

Outra forma de manter uma couraça sólida e de se isolar eficientemente do exterior é através do que Wilson chama de "o complexo de Rubik.*" O colega de House utiliza este paralelismo com o quebra-cabeça para explicar que tipo de médico House é:

> "Sabe que alguns médicos têm o complexo do Messias, têm a necessidade de salvar o mundo? Você tem o complexo de Rubik, sempre precisa resolver o quebra-cabeça."
>
> **Dr. Wilson a Dr. House.**

* N.T.: Rubik é o criador do Cubo Mágico, também chamado de o Cubo de Rubik.

Wilson utiliza a palavra "quebra-cabeça" (*puzzle*) para ilustrar o modo como House encara seus pacientes (não como pessoas, mas como quebra-cabeças, verdadeiros desafios mentais). Essa visão científica e desumanizada das pessoas é uma forma brilhante de criar uma barreira entre você e os outros, fazendo com que os conflitos deles "pouco importem" a você, como o próprio House diz literalmente. Se praticar uma visão racional da humanidade, conseguirá fazer com que as emoções (em especial, o amor) provoquem repugnância na sua mente fria e precisa, o que lhe garantirá proteção total contra os sentimentos.

A obsessão pelos pacientes apenas como casos a resolver é a única coisa que consegue tirar House da sua inércia e, em raras ocasiões, fazê-lo superar sua aversão por qualquer tipo de relação social. Ao mesmo tempo, seu trabalho (esses pequenos desafios mentais) consegue fazê-lo se fechar em si mesmo. Ele detesta a rotina aborrecida das consultas porque anseia pela exaltação mental (como antídoto contra o humano). Basta arranjar problemas, a radiografia mais sombria ou o diagnóstico mais complexo, para ele se sentir em casa.

Ele costuma defender sua postura antissocial com o argumento de que é a melhor atitude possível para fazer as coisas benfeitas. "Se eu começasse a confortá-lo à noite, não seria justo com vocês, e se vocês começassem a prescrever-lhe medicamentos, não seria justo comigo", ele fala para os pais de um paciente. "O que prefere, um médico que segure a sua mão enquanto morre ou um que o ignore enquanto cura você?", diz a outro. E tenta animar um terceiro, que está muito triste, ao seu estilo: "Dou vinte dólares se parar de chorar".

Essa atitude genial pode (a longo prazo) converter qualquer um em uma pessoa insensível, para quem é difícil se preocupar com os demais sem parecer distante.

Dr. House: Como é que a Cameron está lidando com tudo?
Dr. Foreman: Bem.
Dr. House: Ótimo. Ainda bem que conversamos.
Dr. House: Perdeu alguém? Um bebê?
Dra. Cameron: Você consegue ser um verdadeiro filho-da-mãe.

O Vicodin também o ajuda a afastar as emoções. Como qualquer outra droga, o Vicodin não só acalma a dor, como também clarifica e seduz a mente de House para poder aguentar a rotina das consultas. A dor a que se refere quando alguém lhe pergunta qual é a finalidade dos comprimidos não é só a dor física, mas sobretudo a mental.

Lembre-se...
Se feche na sua mente a fim de se converter numa pessoa fria e distante.

---

6. O cãozinho ferido, au, au

Talvez você pense que, ao se tornar uma pessoa fria e distante que evita as emoções e se comporta de um modo depreciativo, afastará todos os que o cercam. Mas está enganado, pois uma couraça não serve só para se proteger, mas também para enviar uma segunda mensagem ao mundo: "Sofri muito, preciso de alguém que me resgate, que me tire do fundo do poço e me salve desta perdição que é a minha própria vida".

Se analisar essa mensagem friamente, verá que quem a transmite é uma pessoa com problemas; consequentemente, você poderá pensar que ninguém quer alguém com problemas e que todo mundo fugirá de você. Mas não é bem assim. Já dissemos no início deste guia que precisamos de problemas para ser felizes. É por essa razão que muitas pessoas – especialmente as mulheres – se apaixonam por homens conflituosos. House sabe disso e desfruta de sua condição de cãozinho ferido para atrair os outros.

[Uma menina pergunta a House no hospital]
Menina: Por quê está triste?
House: Não estou triste, sou complicado. As mulheres gostam disso. Quando for grande vai entender.

House se apresenta como um quebra-cabeça complexo que precisa se decifrado, uma alma ferida, que precisa ser curada, um rebelde sem causa, que se mete em problemas pelo fato de não abdicar de suas convicções e, um coração, que poderia voltar a amar se fosse tratado com devoção. Quem deixaria escapar alguém que pode proporcionar tanta diversão? Eis os truques para alguém ser indecifrável:

1. Nada, nem ninguém desperta em mim a mínima emoção.

Mas isso não significa que você não possa encontrar alguém que o faça. Convença a si mesmo de que a vida o endureceu de tal modo que o transformou numa pessoa rude, desagradável e fria. Utilize a teoria do complexo de Rubik explicada no capítulo anterior para ser visto como uma pessoa insensível e distante, que demora a mostrar interesse pelos demais, para não dizer abrir o coração ao outro. Você verá como muitos ficarão deliciados por terem em mãos a impossível tarefa de tentar despertar alguma emoção em você. Começarão por se aborrecer com a forma como os trata e, possivelmente, irão censurá-lo, reclamarão e repreenderão o seu comportamento, mas ao mesmo tempo vão estar ao seu lado para tentar mudá-lo.

2. Estou tão magoado que mergulhei numa espiral de autodestruição.

Caia no abismo para que o resgatem. As mulheres, desde os tempos imemoriais e por motivos históricos, adotaram – e ainda mantêm – o papel de cuidadoras da humanidade. É por isso que muitas delas procuram um homem que possam curar e acolher em seus braços. Mostre-se como um coração que recebeu balas demais e, em questão de minutos, encontrará uma mulher disposta a tirar todas elas, uma por uma. Porém, é fundamental que você não contribua para a sua cura. Tente se destruir mais a cada dia e despreze os esforços dela, a fim de arrastá-la com você para o abismo. Desse modo, fará com que ela participe e dependa da sua dor.

3. Tenho tanto receio de me comprometer que só seremos amigos.

Chegamos ao ponto, a sua relação não será uma relação de amizade. Você poderá fazer sexo com sua salvadora sempre que quiser, ela cuidará de você dia e noite e, apesar de você ignorar aquilo que ela sente, estará sempre disponível quando a chamar; mas como ela nunca o encontrará quando precisar, vai exigir que você mude a sua maneira de ser e se adapte à vida dela, ainda que você nunca o faça e não esteja disposto a pensar num futuro ao lado dela... Só que, em vez de se dar conta de que essa relação é desigual, o medo do compromisso desperta na outra pessoa (e, uma vez mais, com maior frequência nas mulheres) a ambição de ser *a pessoa* que conseguirá fazê-lo se comprometer e ajudá-lo a vencer o seu medo. Como já dissemos, os grandes desafios despertam a obsessão, de modo que, em vez de se comprometer com a relação, converta o seu compromisso com a outra pessoa num troféu quase impossível de ganhar.

4. Meu amor, sou rebelde porque o mundo me fez assim.

O cinema está cheio de personagens que fascinam o público feminino com o seu incomparável espírito rebelde, acompanhado de um visual atormentado por suas convicções (esses ideais pelos quais lutam e com os quais desafiam o poder) e uma facilidade estupenda em transgredir normas, seja em prol de uma grande causa ou apenas por diversão, para experimentar o vibrante prazer da liberdade. É fácil imaginar House com um casaco de couro e acelerando uma Harley Davidson. Essa rebeldia fascina pela sua vontade de se opor a tudo, mas é sobretudo viciante pelos riscos que acarreta (um verdadeiro estímulo para aqueles que consideram suas vidas cinzentas e monótonas). Essas pessoas não param de se meter em confusões, mas têm sempre alguém que as tira dos apuros, pois conseguem fazer com que o outro se ponha ao seu serviço e ao serviço da sua causa (ou seja, deles próprios).

Apesar de habitualmente escolhermos os nossos amigos entre as pessoas que mais nos alegram, nos respeitam e nos dão mais compensações emocionais e afetivas, a maioria de nós tende a se relacionar com um companheiro sentimental que não só não nos alegra, como também nos enche de amargura: é essa a chave do êxito de House com as mulheres.

Evidentemente, esse tipo de relação não tem futuro e, normalmente, acaba quando a cura acontece, pois quem ama dessa forma não está, na verdade, apaixonado pelo objeto do desejo, mas sim pelo modo como vê o amor (pela possibilidade de poder cuidar de alguém). É o que House diz claramente a Cameron:

"Você não tem o menor interesse em sair comigo. Antes sim, quando eu não podia andar, quando era como um animal doente que você podia mimar e tratar. Mas, agora que estou bem, você não me quer mais".

A relação também pode acabar se a parceira sentimental perceber que nada do que faça conseguirá mudá-lo, desistindo assim da sua cura. Foi o que aconteceu com Stacy, que abandonou House por estar farta de que tudo na sua vida girasse em volta dele.

"Você é brilhante, engraçado, surpreendente, sensual... Mas eu me sentia só quando estava com você."

Lembre-se...

Se você se deixar cair no abismo, alguém virá resgatá-lo.

---

7. Uma atração fatal

Ser amado é uma coisa estranha, enigmática. Procurar as causas do amor pode ser algo bastante pesaroso. Se você perguntar à pessoa que o ama os motivos do seu amor, é provável que ela não saiba o que dizer e, caso responda, há grandes chances de que se refira a algo que passou despercebido, como a forma que os seus olhos brilham, ou alguma qualidade que você nunca tinha considerado como tal, como essa simpática cicatriz que carrega na testa desde criança.

Pensar nos motivos pelos quais se é amado e tentar encontrar razões inteligíveis é um desafio que alguém como House não pode deixar escapar. Em vez de aceitar, agradecido, o amor de outra pessoa, se pergunte em segredo (pois é certo que a sua parceira tem os seus motivos, os quais não vai revelar) o que é que ela viu em você.

"Você vive na ilusão de que pode consertar tudo o que não é perfeito. Por isso se casou com um homem que estava morrendo de câncer. Você não ama, você precisa. E agora que o seu marido está morto, está procurando sua próxima obra de caridade. Por isso saiu comigo. Tenho o dobro da sua idade, não sou bonito, não sou encantador e muito menos simpático. Exatamente o que você precisa." House tentando identificar as razões de Cameron no primeiro encontro deles.

Groucho Marx dizia que nunca seria sócio de um clube que o admitisse como sócio. É uma lei similar que rege as relações amorosas de House, pois ele se despreza tanto e tem a si mesmo em tão baixa consideração que qualquer pessoa que se interesse por ele perde crédito automaticamente. "Se gosta de mim é porque perdeu o juízo", parece pensar. Por isso, desqualifica quem quer que mostre interesse nele e, em contrapartida, perde a cabeça por Stacy, que o rejeita constantemente.

Em vez de se fixar naquela pessoa que está sempre perto de você (e que o acompanha sempre), fique obcecado por uma pessoa distante e depreciativa. A conquista dela deve ser um verdadeiro desafio para você, pois o amor não pode ser uma tarefa fácil. Por que deveria ser, se pode proporcionar toneladas de sofrimento para preencher a sua vida cinzenta e rotineira? Tente ficar preso a uma pessoa que já esteja comprometida, que seja de uma classe social distinta da sua e, quem sabe até, que more em outro país.

Os especialistas do amor difícil são capazes de se apaixonar perdidamente por uma pessoa que só viram uma vez, de atribuírem aquele fato às flechas do Cupido ou ao destino cruel e de montar guarda no lugar onde a encontraram, na esperança de encontrar novamente aquela bela criatura. O amante, convencido da sua paixão, irá atrás de sua adorada de todas as formas possíveis: por meio de cartas, envio de flores e por telefone.

Claro que a sua obsessão romântica acabará no exato instante em que o objeto de seu desejo se entregar a ele, pois já não se enquadrará em sua ideia prototípica do amor. Perante a incompreensão da conquistada, o apaixonado perderá rapidamente o seu interesse, a fim de voltar a se fixar em outra pessoa que não ligue para ele. Enquanto isso, sua amiga da vida toda, aquela que esteve apaixonada por você desde o primeiro dia e de forma sincera, ficará esperando que um dia você abandone o romantismo platônico e decida ser feliz.

Lembre-se...

Aprecie quem o despreza e despreze quem o aprecia.

---

8. Coração partido

Caso alguém consiga trespassar sua couraça, o doutor House se revelará um romântico idealista que, com confiança, é capaz de fazer tudo por amor. Se não se entregasse com tanta intensidade, não teria tanto medo de iniciar uma relação.

House acredita no amor verdadeiro e passional, o sublime, o autêntico, o original. No amor que alimentou durante décadas os filmes e as novelas, que é puro fogo e paixão, que contraria convenções sociais e todos os impedimentos que se apresentem, na medida em que bebe do destino e não da vontade.

Esse tipo de amor, eterno e permanente, exige de quem ama uma entrega incondicional, autodestrutiva, sem reservas. Só sentindo o amor como uma grande força que une duas pessoas numa simbiose mágica e duradoura é que alguém pode se converter posteriormente em vítima da ruptura e cair no mesmíssimo inferno quando a paixão inicial acabar.

É claro que você pode considerar o amor como uma opção em partilhar a vida com outra pessoa, pode se considerar uma pessoa completa e, inclusive, que o amor não precisa durar eternamente. Mas para quê? Para viver uma relação sem conflitos, nem discussões dramáticas? Que coisa mais chata! Se quiser que a sua vida a dois seja um verdadeiro tormento, siga os conselhos de House:

1. **Entregue-se totalmente** à outra pessoa até se esquecer de si mesmo. O seu amor deve se tornar a coisa mais importante da sua vida. Assim, quando ele acabar, você não será nada.

2. **Una a sua existência** à existência da outra pessoa. Se convença de que a vida sem ela não vale a pena. Se proceder corretamente, não se importará em morrer por amor.

3. **Justifique** qualquer comportamento da outra pessoa em nome do amor. Tudo bem se não o valoriza ou se o faz sentir-se mal, o amor supera tudo, certo?

4. **Adapte-se a essa pessoa** em todos os níveis. Mude a sua forma de ser, seus gostos e a sua personalidade. Dedique todo o seu tempo e recursos ao bem-estar do outro.

5. **Idealize** o seu amor o máximo que puder, até o ponto de não conseguir ver nenhum defeito na outra pessoa, por mais evidente que seja.

6. **Saiba que não pode lutar** contra o amor, porque ele é um arrebatamento "imparável" que está acima da sua vontade. Deixe que fique bem claro que nunca poderá deixar de amar.

7. **Se convença** de que nunca ninguém amou assim. Ainda que tenha existido milhões de casais ao longo da História, só você experimentou o verdadeiro amor.

8. **Se desespere** diante da possibilidade de abandono e, se este chegar a ocorrer, pense seriamente em morrer, pois a sua vida já não terá sentido.

Lembre-se...

No amor, se entregue totalmente para poder se perder totalmente.

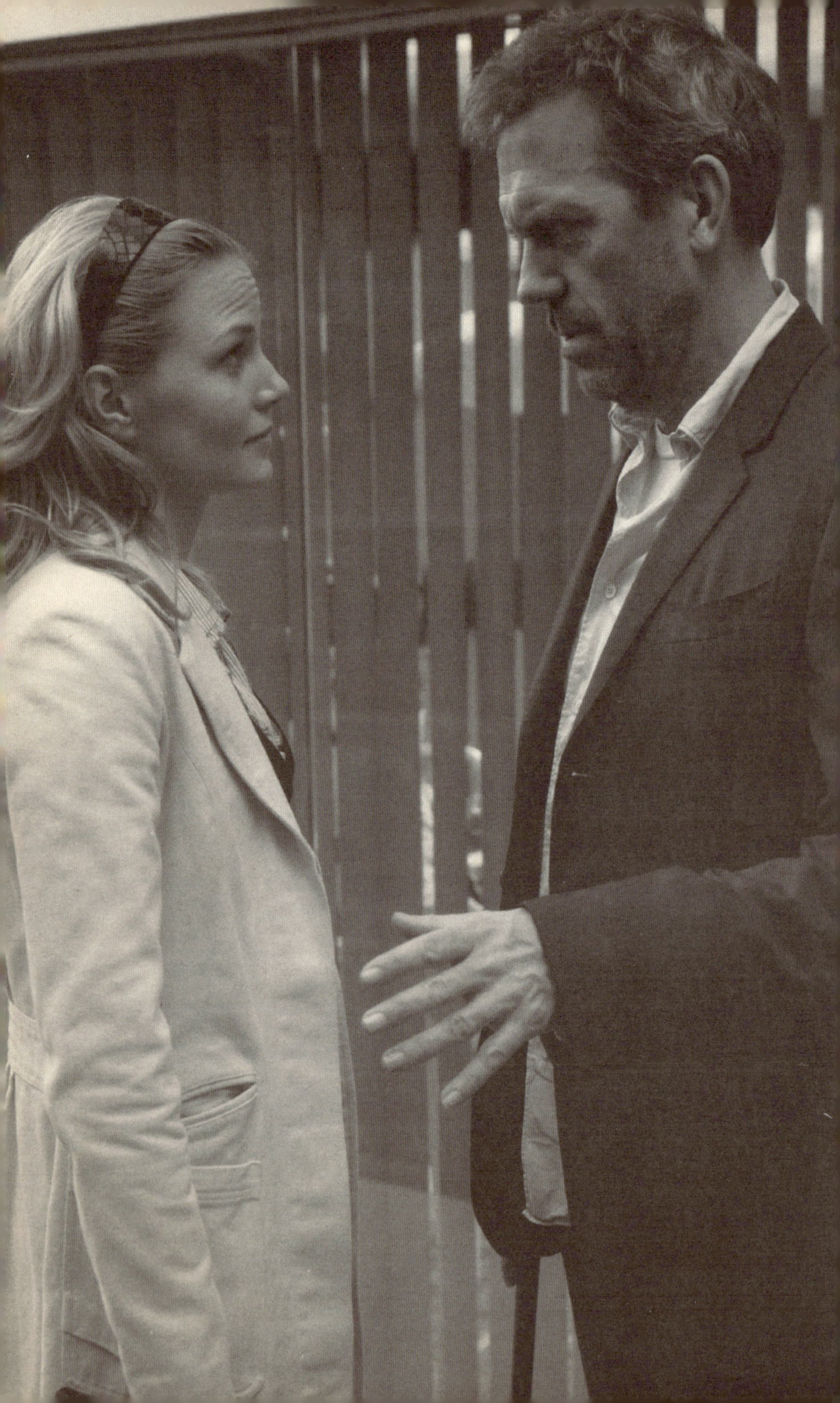

Parte III

Interpretando o papel de Deus

1. Grandes homens, grandes desafios

Você se surpreenderia com a quantidade de pessoas que limitam os seus sonhos. São sonhos, pelo amor de Deus! Não têm de ser realistas, nem ter limites. Sonhar é o que distingue os homens dos animais (ter uma ambição, uma ideia de vida). Como é dito no romance *O Alquimista*, de Paulo Coelho, cada um deve olhar para dentro de si e procurar a sua "lenda pessoal", ou seja, a razão pela qual veio a este mundo.

House não vai tão longe, mas isso não significa que não tenha sonhos. Ele deseja e anseia ser o melhor médico do hospital, mas, em vez de "lenda pessoal", prefere chamar de ambição. Ele se define como "competitivo por natureza" e, de fato, revela uma tenacidade admirável na hora de decifrar diagnósticos complicados.

A meta a que se propôs é claramente ambiciosa. Se no campo amoroso procura desafios impossíveis, no seu caminho pessoal e profissional quer derrubar montanhas. É certo que não se deve impôr limites aos sonhos, mas, na filosofia House, os sonhos são utopias.

Quanto maior for o sonho, maiores serão as probabilidades de que não se concretize. A possibilidade de isso acontecer se converterá, conforme o caso, em um verdadeiro milagre. Nada atormentará mais a sua vida do que um sonho impossível de alcançar, pois a realização dos sonhos está intimamente ligada à sensação de se ter conseguido "ser alguém". É por isso que House fica profundamente irritado quando questionam o seu trabalho depois de vinte anos de profissão:

Dra. Cuddy: Por que está dando esteroides a ela?
Dr. House: Bem, ela é minha paciente. É isso que se faz com os pacientes, damos medicamentos a eles.

Em vez de se propor um sonho razoável, que dependa unicamente de si mesmo, tente encontrar um objetivo que escape ao seu controle e que, pelo fato de ser incapaz de o alcançar durante anos, o impeça de se sentir realizado e aumente a sua frustração pessoal. Variáveis como estas costumam funcionar muito bem, experimente-as:

"Vou ser o melhor em...": seja no que for, haverá sempre alguém melhor do que você.
"Vou mudar o mundo...": você pode dar a sua opinião, mas não pode mudá-lo ao seu gosto.
"Vou ser diferente dos demais...": somos todos diferentes sem precisar nos propor a fazer isso.

E, principalmente, não faça planos. Porque um plano é um mapa, um guia, um farol, uma rota, um indicador, um caminho ou uma estratégia para alcançar seus sonhos, e é melhor que eles fiquem apenas na fase do desejo. Assim, dentro de alguns anos, poderá se lamentar de não ter conseguido isto ou aquilo e de não se ter se esforçado o suficiente em prol do que queria.

Sem planos, você não poderá lutar pelo seu desafio pessoal, pois, para isso, precisa de um rumo, de uma série de passos lógicos e acessíveis a curto prazo. Com um desafio impossível de assumir e sem qualquer tipo de estrutura que o ajude a alcançá-lo, descobrirá rapidamente que perdeu o controle da sua vida, na medida em que o seu dia a dia deixará de ter um sentido claro. Desse modo, se sentirá completamente bloqueado e poderá se afundar em um tédio infindável.

Lembre-se...

Imponha-se metas impossíveis, pois dessa forma nunca conseguirá alcançá-las.

---

2. Táticas para se esquivar

Uma das coisas que mais cativam na personalidade de House é a sua habilidade de não cumprir as ordens da sua chefe e, mesmo assim, conseguir ser o favorito, mantendo-se sempre no limite das normas do hospital. Em vez de tentar agradar aos seus superiores, procure se esquivar constantemente das consultas. Ainda que gostemos do nosso trabalho, sempre existem pequenas tarefas de que não gostamos e que fazemos contra vontade.

House adora solucionar doenças complicadas, mas não suporta tratar de pacientes nas consultas, como fica claro na seguinte declaração de princípios:

"Olá, doentes e familiares, sou o doutor Gregory House. Podem me chamar de Greg. Sou um dos três médicos trabalhando na clínica esta manhã. Este raio de sol é a doutora Lisa Cuddy.

A Dra. Cuddy dirige este hospital inteiro, por isso está muito ocupada para tratar vocês. Sou especialista em nefrologia e doenças infecciosas, além de ser o único médico nesta clínica que trabalha contra a vontade. Mas não se preocupem porque, para a maioria de vocês, este trabalho poderia ser feito por um macaco com um frasco de Motrin. Por falar nisso, se algum de vocês for particularmente irritante, poderão me ver tomar isto. É Vicodin. É meu. Não darei a vocês de jeito nenhum. E não, não tenho nenhum problema em controlar a dor, tenho sim um problema com as dores. Mas, quem sabe, talvez eu esteja errado. Talvez esteja drogado demais para perceber..."

Depois de ouvir isso, nenhum dos pacientes quer ser atendido por House e ele consegue o que queria: se livrar de doentes irritantes com doenças de manual. As suas outras táticas são mais sutis. Tome nota e aplique-as no seu escritório:

1 **Desaparece na sala de descanso.** Se fecha lá e fica assistindo televisão (ele adora ver a série médica Hospital Central). Certa vez, chegou a levar com ele um paciente e mataram o tempo juntos até House acabar o seu turno.
2 **Ignora o paciente.** Se dedica a jogar o seu vídeogame portátil Nintendo DS e não descansa enquanto não passa para a fase seguinte. Os seus pacientes ficam tão surpresos com esse comportamento que, em geral, não dizem nada.
3 **Encontra um caso melhor.** Procura desesperadamente uma doença interessante para tratar, a fim de deixar as consultas de lado e poder se concentrar em um novo diagnóstico. Procura novos pacientes onde quer que seja e, se necessário, até consulta o arquivo do hospital.
4 **Para de trabalhar antes da hora.** Se fugir do trabalho mesmo antes de começar seu turno de consultas, consegue se livrar delas. Em vez de dar explicações, vai gritando: "Cinco em

ponto, o doutor House está indo embora". Tanto faz se ainda faltam vinte e cinco para as cinco, "era para arredondar".

5 **Tenta ficar incomunicável.** Desligar o celular é a regra número um. Se alguém o censura, ele dá uma resposta irreverente que desvie completamente do tema. "Da próxima vez que quiser a minha atenção, use algo engraçado. Calças justas são muito sensuais", ele diz a Cameron.

Lembre-se...

Não se dê ao trabalho de dar explicações, assuma simplesmente que pode fazer o que bem entender.

---

3. Nunca se é sincero demais

House é um praticante fervoroso da honestidade brutal. Isso significa que enquanto a maioria de nós não se atreve a dizer o que pensa (dependendo da situação e com quem se esteja) e usa uma máscara social em função da situação em que se encontra, ele se comporta sempre como dá na telha.

Quantas vezes você não desejou dizer ao seu chefe o que pensa e teve de morder a língua por temer a reação dele? Já House não tem qualquer problema em disparar contra Cuddy a primeira coisa que lhe vier à mente, nem que seja pôr em dúvida sua competência como diretora do hospital. "Adoro essa roupa", House elogia Cuddy ao dar bom dia, e para arrematar: "ela diz: sou profissional, mas também sou mulher. Aliás, a roupa quase grita a segunda parte".

House ignora os conselhos de sua chefe sempre que quer e lhe apetece. E se ela se lembra de pedir explicações por sua desobediência, House se esquiva. Quando pede que ele use um jaleco como os outros médicos, ele responde que não quer parecer um médico e, quando ela o avisa de que está tomando comprimidos demais e que os pacientes estão comentando, ele pergunta: "Por que a sua bunda está tão grande atualmente?" Também não adianta nada encostá-lo na parede, pois, se há uma coisa que House tem, é resposta para tudo.

Dra. Cuddy: Ainda posso despedir você se não fizer o seu trabalho.
Dr. House: Estou aqui das nove às cinco.
Dra. Cuddy: Mas não fez praticamente nenhum relatório este ano.
Dr. House: O ano foi difícil.
Dra. Cuddy: E ignora pedidos de consulta.
Dr. House: Eu retorno as ligações. Mas às vezes ligo e o número está errado.

Wilson tem a sua própria teoria sobre a irreverência de House. "Enquanto não tentar [ser bom], pode falar o que quiser", explica com jeito de conselho. Isto significa que, ao querermos ser bons (quem não quer ser bom, nobre e generoso, se é isso que nos ensinam que devemos ser?), reprimimos uma parte de nós mesmos.

No entanto, é importante sabermos que House baseia a sua liberdade em relação aos seus superiores no fato de saber que é imprescindível. Sabe que é o melhor médico do hospital e tem a certeza de que nunca será despedido. Graças ao seu prestígio, pode se permitir mais folgas do que a maioria dos trabalhadores.

Mas não é só o seu prestígio que o livra das represálias dos seus superiores: se House cativa, isso acontece principalmente por sua segurança. Sua atitude é tão ou mais importante do que o fato de saber que é imprescindível. Tente fazer o seguinte: diga o que pensa sem medo. Pela simples ousadia de dar sua opinião sem sutilezas, você ganhará o respeito dos que estão à sua volta. Adotar a opinião da maioria e seguir a corrente dos seus chefes não vai surpreender ninguém e será empobrecedor para a sua autoestima. Revele as suas ideias sem medo de errar ou de que riam de você. É preciso se arriscar para vencer.

Lembre-se...

Ganhe o respeito dos demais tendo a ousadia de ser você mesmo.

---

4. Para o povo, mas sem o povo

Desde quando a verdade é importante? O que é a verdade? A verdade é só uma teoria transcendentalista inventada pelos filósofos e, na realidade, é muito pouco útil. E mais, quem quer a verdade quando sabe o que é o certo? House sabe o que é o certo, o resto não importa.

Como médico, House está sempre no limite da estreita linha que separa o legal do ilegal. Em mais de uma ocasião, Cuddy precisa recorrer ao advogado do hospital para decidir se deve ou não deixar House levar a cabo o que pretende. Porém, ele sequer ouve os argumentos dela. Não lhe interessam. A única coisa que deseja é resolver o quebra-cabeça com êxito e, se para isso tiver que arriscar a vida de um paciente, mentir aos seus familiares, enganar outros médicos ou passar por cima da lei, House não sentirá nenhum remorso.

O sucesso dele depende da resolução da doença, e isso é algo que House coloca acima de tudo. Ele seguirá seu critério (ou o seu instinto) aconteça o que acontecer, ainda que isso inclua tomar decisões pelos demais e pôr em perigo as suas vidas, como na vez em que encolheu o tumor de um paciente para que o cirurgião aceitasse operá-lo.

Dr. Foreman: Você não tem nenhuma evidência que apoie um diagnóstico de envenenamento.
Dr. House: É por isso que vai ser tão bom quando descobrirem que tenho razão.

Ele costuma falsificar análises de DNA, trocar exames entre pacientes, obter amostras (de urina ou do que for) sem informar o paciente, mentir para eles em nome da sua saúde. Para ter um caso interessante com o qual se ocupar, chega a mentir aos pacientes ou aos seus pais, manipulando as suas emoções e brincando com as suas vidas. Na maioria das vezes, sequer explica o que está acontecendo com eles e nem que medicamentos estão tomando. Mas para que precisam saber se House já sabe?

Na realidade, tudo o que ele quer é resolver o quebra-cabeça e, para isso, é capaz de tomar as decisões mais arriscadas, decisões essas que jamais foram tomadas por nenhum outro médico de uma série de TV.

Dr. House: Comecem a dar imunoglobulinas, já. Se ele melhorar, eu ganho; se morrer, você ganha.

House acredita que sabe o que os outros precisam, que sabe o que vai acontecer, e põe suas convicções acima da vontade de todos os que estão à sua volta. E não o faz apenas nas questões médicas (em que é um especialista), mas também se mete na vida pessoal dos seus colegas de trabalho. Obrigou Chase a se encontrar com o pai, apesar dele não querer, e fez isso apenas para se divertir.

"Se quiser saber como duas substâncias químicas interagem, você pergunta a elas? Não, elas vão mentir para você com seus pequenos dentes químicos. É preciso juntá-las numa proveta e aquecer." **House** falando da relação entre **Chase** e o pai.

Lembre-se...

Todos conhecem, mas é o certo: os fins justificam os meios.

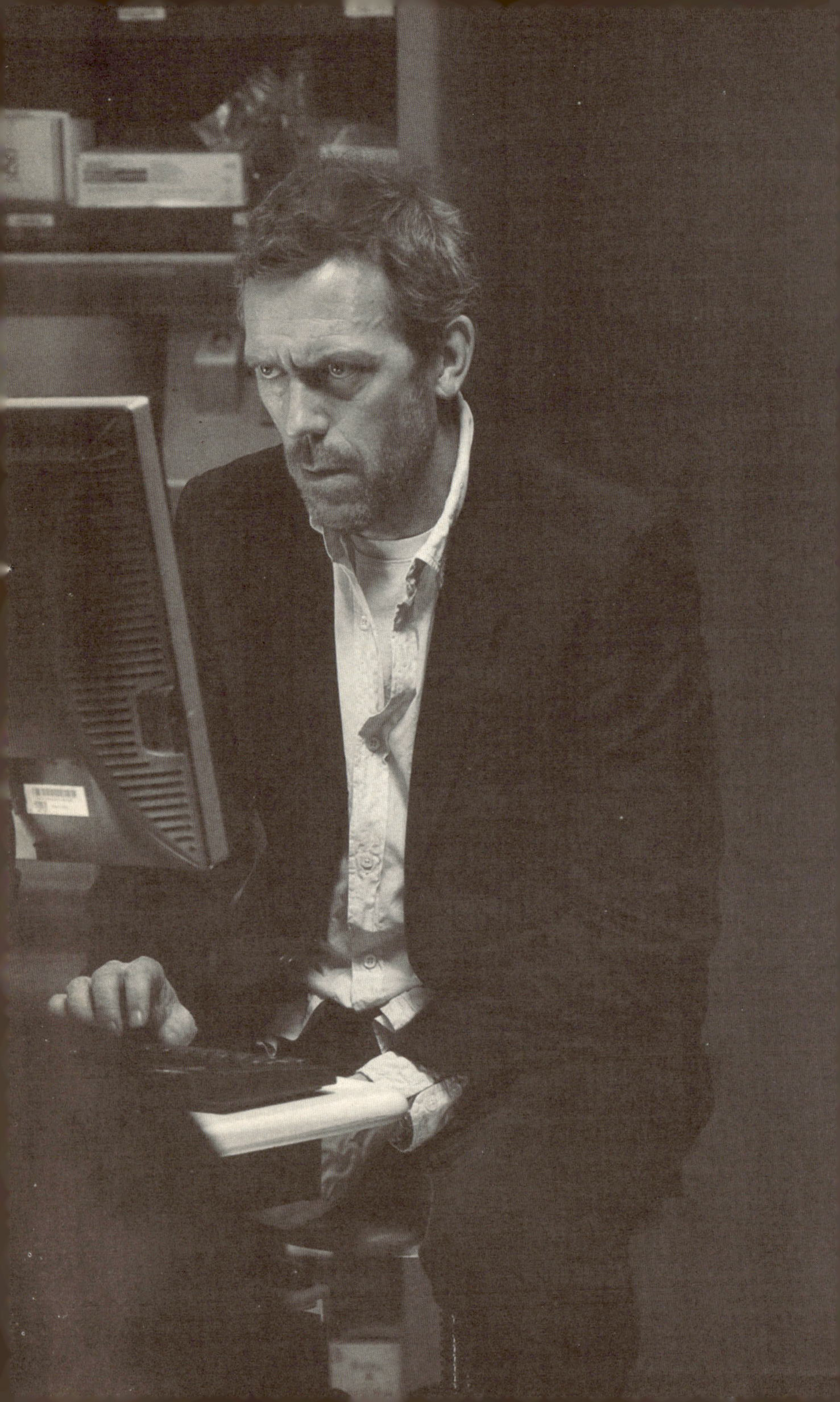

5. Se você desce, eu subo

No hospital, House é o rei do galinheiro. Quando ele fala, todos se calam, os médicos o olham com admiração e alguns chegam inclusive a apoiar de maneira cega as suas arriscadas decisões, como se ele nunca pudesse errar. O próprio House explica que a sua "capacidade de errar é teórica", dando a entender que na prática isso nunca acontecerá.

Como ele pode estar tão seguro de si? A tranquilidade que transmite e a presunção com que trata os demais cativa qualquer incauto. E o motivo é bastante simples: ele tem a autoestima nas nuvens; mas, além disso, consegue fazer com que os outros tenham as suas na lama. Uma coisa está relacionada à outra. A dele cresce à medida que esmaga os demais, como uma balança. Para que ele esteja em cima, os demais têm de estar embaixo.

House trata seus colegas de trabalho como como instrumentos, ferramentas que usa nas suas investigações: Foreman é utilizado para o trabalho de rua, pois o cumprirá sem reclamar de qualquer coisa que saia da legalidade; Chase é encarregado do aborrecido trabalho de laboratório, pois realiza eficientemente todo tipo de exame químico; e usa Cameron como um objeto de escritório, para alegrar os olhos, apesar de não hesitar se aproveitar da sua sensibilidade para mandá-la dar as más notícias aos pacientes.

Os quatro se reúnem todas as manhãs em volta de um quadro branco, para procurarem as origens de cada doença, mas a única opinião que House ouve (a única válida) é a sua. "Vamos fazer o mesmo de sempre", diz a Chase, "você me diz o que pensa, eu digo que não sabe o que está dizendo e então fazemos o que eu acho."

House sabe que é a chave da sua equipe ("não sou o único na minha equipe, mas na minha equipe eu sou único", responde a Cuddy quando esta o acusa de ser egocêntrico) e dá como certo que Foreman, Cameron e Chase não conseguem fazer nada sem ele. "Me chamem se houver algo importante, ou algo que não seja importante", ele diz ao fazer uma pausa para o almoço.

Basta que alguém passe uma semana com House para sentir que não só é pior médico do que ele, mas também um dos piores médicos de toda a cidade e que talvez tenha se enganado ao escolher essa profissão. Tentar compreender o seu desprezo não leva a nada, a não ser a uma angústia opressiva. "Se não fizer, apanha; e se fizer, apanha também", reclama Chase.

Como se não fosse suficiente, House se dedica a vasculhar a vida pessoal de seus subordinados e jogar na cara deles o que descobre quando tem vontade. Ele ridiculariza a personalidade de Cameron, se esforça para converter Foreman no estereótipo do negro delinquente e martiriza Chase à custa dos problemas que ele tem com o pai. Chega até mesmo a desempenhar o papel de Deus e influenciar a vida dos demais para ver o que acontece, só para se distrair.

Tal como se protege dos outros escondendo qualquer detalhe da sua vida e se mostrando frio, distante e seguro de si, House sabe que conhecer as fraquezas dos demais o torna poderoso, pois assume o controle sempre que quer: pode ferir os outros, mas os outros não podem feri-lo.

Lembre-se...

O melhor método para aumentar sua autoestima é baixar a dos outros.

---

6. Para perguntas absurdas

Todos nós nos deparamos com situações nas quais (por que não admitir?) não sabemos o que responder. Seja pelo fato de as perguntas serem absurdas ou por simplesmente serem incisivas demais. O segredo, em qualquer um dos casos, é não se alterar. Essa é a chave para qualquer especialista que se preze na filosofia House. Aqui vai uma pequena lista de regras práticas e fáceis de aplicar...

PRIMEIRO: Nunca dê explicações. Aliás, para que precisam delas se sequer as compreenderiam?

Dr. Foreman: Acho que o seu argumento é duvidoso.

Dr. House: E eu acho que a sua gravata é feia.

SEGUNDO: A profundidade aborrece, é sempre melhor falar de sexo. E ainda mais se você fizer uso de um estilo pessoalmente humilhante.

Dra. Cuddy: O que veio fazer aqui? Ver um paciente?

Dr. House: Não, uma prostituta. Ela foi para o meu escritório em vez de ir para minha casa.

TERCEIRO: Está diante de acusações e críticas? Use o conformismo, se fazer de vítima ou cravar uma faca envenenada nas costas do interlocutor. Analise e escolha conforme a ocasião.

Dra. Cameron: Os homens deviam crescer.

Dr. House: Sim, e os cães deviam parar de se lamber.

QUARTO: Ser sempre o mais esperto. Se uma pessoa é inteligente, deve demonstrar, caso contrário, para que a natureza lhe deu esse dom?

Estudante de Medicina: Você está lendo quadrinhos!

Dr. House: E você está chamando a atenção para os seios ao usar uma blusa tão decotada.

[A estudante fica surpresa.]

Dr. House: Oh, desculpe, pensei que era um concurso de observações óbvias. Sou competitivo por natureza.

QUINTO: Humilhe. Haverá sempre alguém pronto a fazer isso com você, como todos sabem. E quem bate primeiro, bate com mais força.

Dra. Cuddy: Preciso que você use seu jaleco.

Dr. House: E eu preciso de dois dias de sexo selvagem com alguém obscenamente mais jovem do que você. Tipo, metade da sua idade.

SEXTO: As pessoas são bobas e, muitas vezes, sabem disso. É melhor sermos os primeiros a dizer isso a elas, não?

Dr. House: O fígado dele está parando de funcionar.

Pai do paciente: O quê? O que isso quer dizer?

Dr. House: Quer dizer que ele está melhor, pode ir para casa.

Pai do paciente: O quê?

Dr. House: O que acha que quer dizer? Ele não pode viver sem um fígado e está morrendo.

Pai do paciente: Qual é o seu problema?

Dr. House: Uma perna ruim, e o seu?

A retórica é uma arte que não deve ser gasta indevidamente. E House tem noção disso.

Lembre-se...

Quando chegar a hora de falar, aplique a palavra mais cruel onde vai doer mais.

---

7. Se comparar ou morrer

Hoje vivemos num mundo onde a vida social nos obriga a um contínuo exercício de comparação com os demais. Comparamos a nossa aparência, nosso êxito, nosso salário, nossas relações pessoais, nossa posição, nossa saúde, nossos filhos, nosso carro... – a lista é interminável – com os demais. A publicidade e os meios de comunicação reforçam esse fato apresentando modelos impossíveis de imitar.

Quando se trata de olhar para o que outros conseguiram, este mundo se divide entre os que olham com inveja e os que olham para se motivarem. Como é óbvio, a última opção seria a mais lógica, por isso House escolheu o caminho da inveja.

"Nem sequer é médico, é um programa de variedades", diz House quando Wilson fala de sua admiração por um médico que luta contra a tuberculose na África.

Ter inveja dos outros não é fácil, pois ao se comparar a eles, House precisa se esforçar por sair perdendo. Para isso, House utiliza um olhar negativo um pouco forçado, mas que alcança os seus objetivos: se fixa em todos os pontos onde os demais são melhores do que ele e ignora todo o resto. A leitura dele é sempre: "olhe para isto que este ou aquele outro tem", "olhe para este cara que conseguiu isto ou aquilo". Esse gênero de pensamentos proporcionará momentos de amargura incomparáveis, além de fazer com que sua autoestima baixe.

Por exemplo, ele inveja o sucesso do seu melhor amigo com as mulheres e sempre que o vê falar com uma enfermeira insinua que está sendo infiel à esposa. E não quer saber dos argumentos de Wilson, pois está convencido de que ele tem casos com toda a equipe feminina; mas ignora propositadamente os problemas que o seu amigo tem com a sua própria mulher.

[House pega Wilson comprando uma caixa de chocolates.]
Dr. House: Svinnuk. Quem é a sortuda?
Dr. Wilson: A minha mulher.
Dr. House: Não, não quero saber quem é que vai ficar com os chocolates, quero saber com quem está tendo um caso.

Normalmente, você já teria trabalho suficiente ao tentar aceitar a si mesmo como é, mas para que facilitar as coisas se você pode se comparar a um ideal? Para que amar a si mesmo quando pode dedicar sua vida inteira a tentar chegar à perfeição? Você deve se esforçar para melhorar a fim de alcançar um ideal de pessoa (não necessariamente o seu, pode ser o ideal da sua parceira, dos seus pais ou um ideal imposto pela sociedade, o importante é você que tem de se adequar a ele o mais que puder). Não aceite suas imperfeições, nem seus fracassos, nem suas debilidades. Castigue-se por tudo aquilo que não gosta em si mesmo.

EXERCÍCIO:

Faça uma lista de todas as qualidades que você não possui e que gostaria de possuir para se sentir perfeito. Procure essas mesmas qualidades nas pessoas que o cercam. Cada vez que as encontrar, se martirize ao pensar no azar que teve na vida e repita várias vezes a pergunta: "Por que ele e não eu?"

Lembre-se...
Cobice as qualidades dos seus vizinhos e ignore os seus defeitos.

---

8. Nunca é suficiente

Converter o trabalho numa obsessão não só ajuda House a evitar as emoções, fazendo-o ficar num plano puramente racional, como também absorve todo o seu tempo e não permite que elas ocupem um mínimo de espaço durante o dia. Ele preenche tudo com análises médicas, de modo a nunca ter um momento para não fazer nada.

Mas quem precisa de tempo para se regenerar, renovar e recarregar? Quem precisa de tempo para descansar e se recuperar? É evidente que o descanso é um sinal de debilidade. Não se pode perder tempo largado em um sofá, de folga, é preciso continuar com a atividade febril do trabalho. Resolver um problema após outro, ganhar dinheiro e progredir na empresa. Impor-se um grande desafio profissional e preencher com ele a vida é uma das formas mais inteligentes de alguém se manter ocupado.

Você deve procurar um trabalho que ocupe o máximo de horas diárias, que o mantenha acordado durante a noite e que exija cada vez mais de você, com chefes que lhe peçam mais do que um ser humano pode fazer e lhe deem uma lista de tarefas que nunca acabe (pois cada vez que acaba uma, você recebe mais três).

EXERCÍCIO:

Sente no sofá e se prepare para descansar. E quando dizemos descansar, não é ler o jornal ou ver televisão, mas não fazer rigorosamente nada. Você deve tirar um tempo para si mesmo e para o seu próprio mundo, ouvir o silêncio, sentir o vazio, não mexer um único músculo. Depois de algum tempo, ouvirá uma voz dentro de você, primeiro ao longe, depois cada vez mais perto. Tem um tom agudo e estridente e não para de relembrar que você tem coisas para fazer. "Não conseguirá acabar o trabalho se ficar aí sentado sem fazer nada", "Vamos, não pare, continue fazendo os relatórios", "Como pode ser tão preguiçoso? Volte ao trabalho!" e "O que o seu chefe diria se o visse assim?".

Tente não dar ouvidos à vozinha, quanto mais tempo a ignorar, mais ela insistirá em suas ordens e resmungos. Quando finalmente decidir prestar atenção, sinta-se mal por ter descansado e deixe que o peso da culpa (e dos remorsos) o invada. Pense em todas as tarefas que precisa fazer e na possibilidade de errar e fracassar em todas e cada uma delas.

Se fracassar, a sociedade o verá como um incompetente. Como todos sabem, é importante cumprir as exigências da sociedade. Por isso, trabalhe e se esforce ao máximo para ser o que os demais esperam de você. Nunca se sinta satisfeito com os seus progressos. Em vez de valorizar o muito que melhorou, concentre a sua atenção naquelas coisas que ainda faltam, naqueles pequenos defeitos que só você vê. Fique obcecado por eles para ser feliz.

Lembre-se...
Não pense no que já conseguiu, mas fique obcecado com o que ainda não fez.

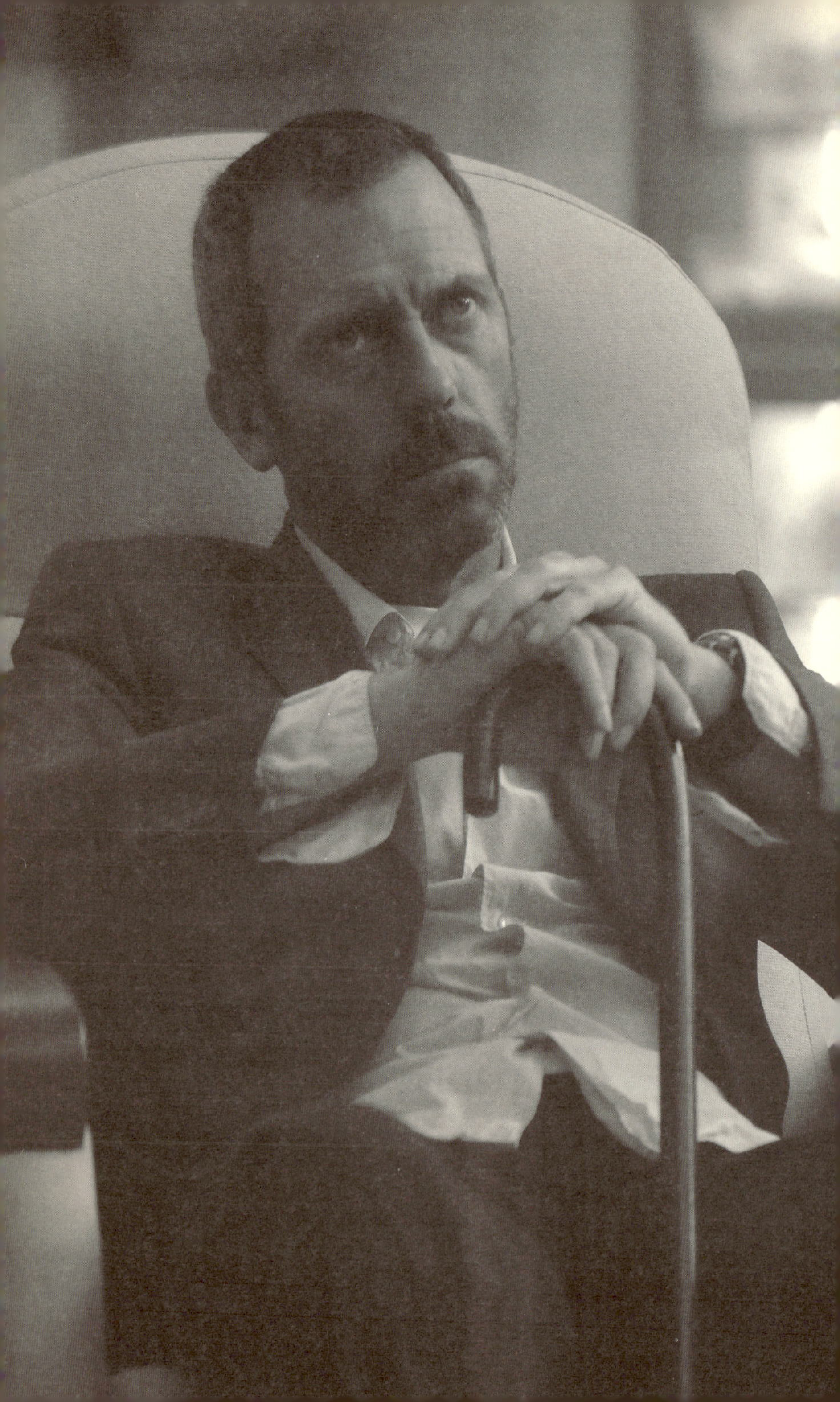

Parte IV

Elementar, caro House

1. Todo mestre tem o seu livro

House também tem seus próprios guias o número um é Sherlock Holmes, o detetive da literatura criado pelo escritor Arthur Conan Doyle em 1887. O personagem de House quase pode ser interpretado como uma homenagem às aventuras de Holmes e, como explicou o próprio criador da série, David Shore, para ele, Holmes foi uma inspiração inevitável, que pode se revelar em cada frase do nosso médico favorito: "Cada vez que alguém diz 'quebra-cabeça' e 'dedução brilhante' numa mesma frase, é impossível não pensar no grande detetive de ficção Sherlock Holmes e no seu inseparável ajudante, o Dr. Watson". É fácil encontrar as semelhanças entre House e Holmes.

Os dois são antissociais, podem ser muito desagradáveis, põem a mente à frente do coração, têm uma grande capacidade de dedução, são pretensiosos, seguros de si e de suas qualidades, e vivem de e para as suas investigações (clínicas para um, policiais para o outro), usando os mesmos métodos.

Por outro lado, é fácil estabelecer uma similaridade entre o amigo de House, Wilson, e o companheiro de Holmes, Watson. A doutora Cuddy, que representa as normas estabelecidas, poderia perfeitamente ser o inspetor Lestrade, que tenta fazer com que Holmes não ultrapasse o limite da legalidade durante suas investigações. O grande inimigo de Holmes, o malvado Moriarty, foi interpretado na série pelo multimilionário Boyd, que tentou despedir House do hospital.

Consequentemente, os especialistas na filosofia House deveriam também ter os romances de Sherlock Holmes como livros de cabeceira. Eis alguns motivos para isso:

HOLMES	HOUSE
O seu nome (Holmes) é muito parecido com *home* (que significa "casa", "lar"). Arthur Conan Doyle baseou o personagem de Holmes em um médico, o Dr. Joseph Bell.	O seu nome (House) significa "lar" ou "casa" e é sinônimo de *home*. Gregory House é médico.
Sempre luta ferozmente contra os criminosos.	Sempre luta ferozmente contra as doenças.
É viciado em cocaína.	É viciado em Vicodin.
Tem uma personalidade arrogante.	É extremamente arrogante.
Gosta de ler as páginas de crime e o obituário dos jornais.	Gosta de ver seriados e jogar videogames.
O seu amigo mais próximo (Watson) tem problemas com uma ferida na perna.	Tem problemas com a própria perna.

HOLMES	HOUSE
Lânguido e preguiçoso quando não estava a investigar um caso que o motivasse.	Preguiçoso até o obrigarem a fixar-se em algum caso que o cative.
Distante de todo mundo, exceto do seu melhor amigo e companheiro Watson.	Distante de todo mundo, exceto do seu melhor amigo e companheiro Wilson.
Gosta muito de música e toca violino.	Gosta muito de música e toca piano.
Mora no número 221B da Baker Street.	Mora no 221B (mostrado no episódio 7 da segunda temporada).
Consegue deduzir um crime apenas olhando para uma pessoa.	Consegue deduzir um diagnóstico apenas olhando para um paciente.
Sherlock Holmes tratava todas as pessoas pelo sobrenome, até o seu melhor amigo.	House trata todos os seus colegas de trabalho pelo sobrenome, inclusive Wilson.

HOLMES	HOUSE
A única mulher que o cativou se chama Rebecca Adler.	A primeira paciente de House (no episódio-piloto) também se chamava Adler.
Passa por cima das normas de Lestrade e põe em risco a vida dos outros por causa dos seus casos.	Passa por cima das normas de Cuddy e põe em risco os demais por causa dos seus diagnósticos.

2. Ver o que ninguém consegue enxergar

Tanto House quanto Holmes são extraordinários observadores. Apenas observando uma pessoa, Holmes consegue saber que crime esta cometeu e, ao observar um paciente, House é capaz de identificar uma doença e fazer um diagnóstico. Ambos são mestres da observação, da arte de ver o que mais ninguém é capaz de enxergar. Quando você olha rapidamente para uma pessoa, apenas vê essa pessoa; só se a examinar detalhadamente é que se dará conta de que ninguém é aquilo que parece e dará atenção a pormenores reveladores que antes escaparam do seu olhar.

A comunicação da linguagem corporal e da forma de vestir não é recente, mas é necessário saber interpretá-la para poder ler as suas mensagens. Habitualmente, esses detalhes são inconscientes e involuntários, e se conseguir localizar estes detalhes, isso o colocará numa posição vantajosa em relação ao seu interlocutor. House e Holmes dominam essa técnica, cujos elementos fundamentais descreveremos neste capítulo, para que você possa começar a observá-los:

Sorriso: Os sorrisos produzem rugas perto dos olhos. As pessoas que não são sinceras só sorriem com a boca, de modo é fácil caçar sorrisos falsos. Se alguém sorrir com os lábios tensos é porque tem um segredo; e se abrir um grande sorriso é porque faz isso com sentimento.

Olhos: Se o seu interlocutor tiver as pupilas dilatadas, é sinal de aceitação e de interesse em você. Se olhar para cima, está se lembrando de uma imagem, para baixo, de um sentimento; se olhar para os lados, está inventando algo.

Mãos: A posição das mãos revela o poder que a outra pessoa deseja exercer sobre você. As palmas abertas indicam uma perspectiva honesta e revelam que o seu interlocutor quer que confie nele. As palmas viradas para baixo devem ser interpretadas como um sinal de autoridade. Se levantar um dedo ou apontar com ele, quer dar uma ordem.

Aperto de mãos: Quando alguém estende a mão a você, repare se faz isso vindo de cima ou de baixo. No primeiro caso, essa pessoa quer passar à sua frente. Se, além disso, essa pessoa colocar um pé à frente antes de cumprimentá-lo, usar as duas mãos para isso ou puxar o seu braço ao saudá-lo, significa que quer controlar você.

Cabeça: Se, em vez de mantê-la reta, ele a inclinar, seu interlocutor indica submissão. Se olhar para baixo, demonstra consentimento, embora com reticências.

Braços: Se os mantiver cruzados, protege-se de você. Pode estar escondendo algo ou não confia em você. Também pode proteger-se com um objeto, como uma carteira. Se os braços estiverem abertos, tem uma atitude receptiva; mas se os colocar à frente dos genitais, significa que se sente inseguro em relação a si mesmo, independentemente da sua presença.

Pés: Se juntar as pernas, indica respeito. Se as separar, demonstra segurança (e, nos homens, masculinidade). O cruzar de pernas em pé revela insegurança. A direção para onde os pés do seu interlocutor estiverem virados é o local para onde quer ir rapidamente.

Lembre-se...

Você saberá que uma pessoa está mentindo se... tapar a boca, esfregar o nariz, coçar um olho, tocar na orelha, esfregar o pescoço, puxar o colarinho da camisa ou puser os dedos na boca.

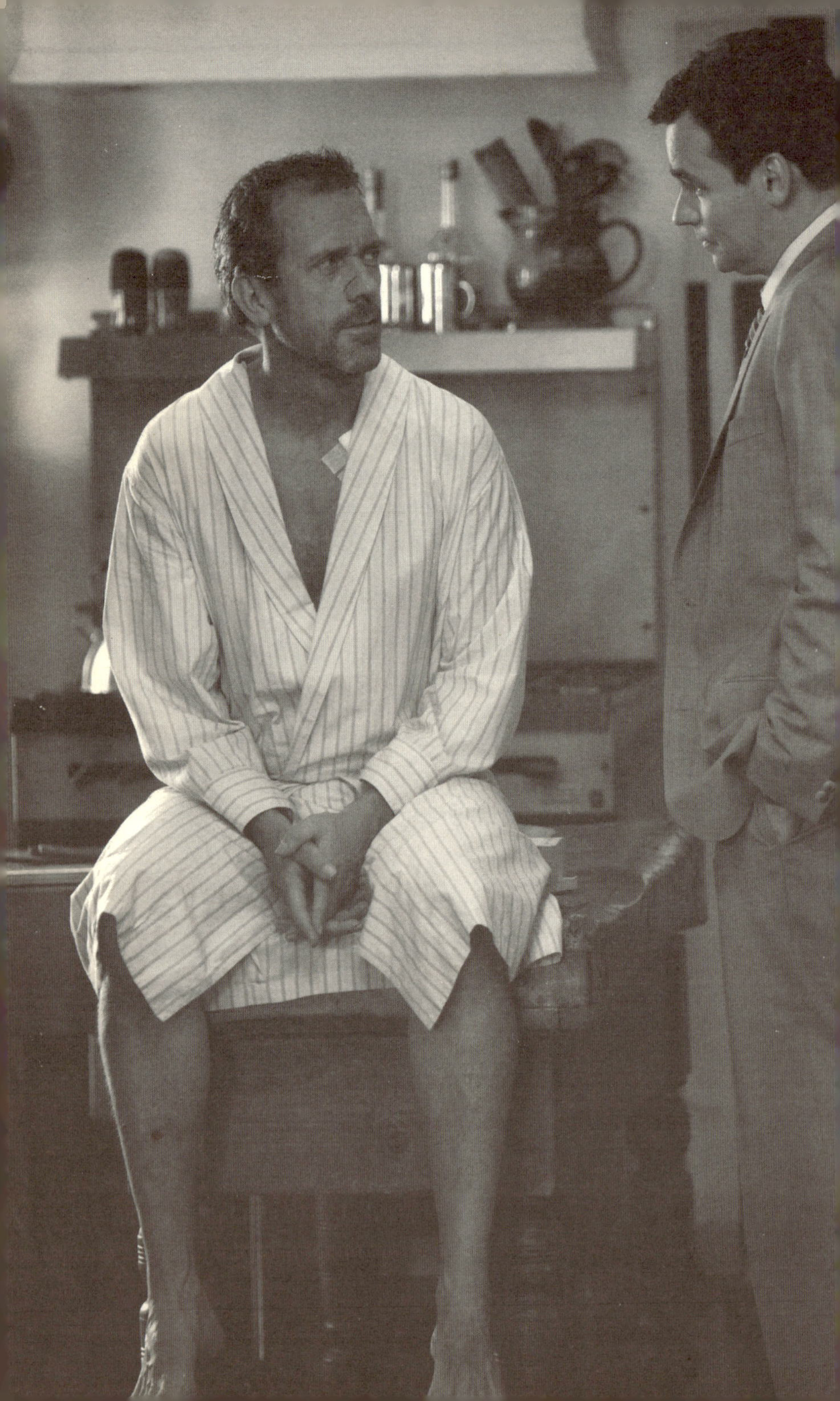

3. As frases de House

As respostas ácidas, cruéis e surpreendentes são o forte de House. Se Holmes demonstrava a sua inteligência em cada uma de suas observações, House mostra a sua filosofia por meio de seus comentários sarcásticos sobre a vida e a natureza humana.

Dr. House: Está vendo? Eles assumem que sou um paciente por causa da bengala.
Dr. Wilson: Então use um jaleco branco como nós.
Dr. House: Não quero que pensem que sou médico.

***

[Um paciente observa House pegando seus comprimidos do bolso.]

Paciente: O que é isso? O que está fazendo?

Dr. House: Analgésicos.

Paciente: Oh, claro, para você, por causa da sua perna.

Dr. House: Não, porque são deliciosos.

***

[House atende um paciente com a pele cor de laranja.]

Dr. House: A sua mulher tem um caso.

Paciente: O quê?!

Dr. House: Você está cor de laranja, imbecil! Uma coisa é você não perceber, mas se a sua mulher não notou que o marido mudou de cor é porque não presta atenção em você...

***

Dra. Cuddy: Não se prescrevem medicamentos com base em palpites. Pelo menos não desde Tuskeegee e Mengele.

Dr. House: Está me comparando a um nazista? (Sorri com admiração.) Que amável...

***

[House conversa sobre inaladores com a mãe de um rapaz.]

Mãe do paciente: Fico preocupada de as crianças tomarem medicamentos tão fortes com tanta frequência.

Dr. House: Provavelmente, a sua médica também estava preocupada com a força do medicamento. Tenho certeza de que comparou o perigo do inalador com o perigo de não respirar. O oxigênio é muito importante na pré-adolescência, não acha?

***

Dra. Cameron: Você contratou um negro porque ele tinha ficha criminal.
Dr. House: Não, não é uma questão racial. Eu não vi um negro, apenas um médico... com ficha criminal. Contratei o Chase porque o pai dele me ligou. E contratei você porque é muito bonita.
Dra. Cameron: Me contratou para dar em cima de mim?
Dr. House: Não posso acreditar que isso chocou você! Mas não foi o que eu disse. Não, contratei você porque é bonita. É como ter uma obra de arte no hall de entrada.

***

Dr. House: As mulheres lindas não vão para a faculdade de Medicina. A menos que... tenham tantos problemas quanto beleza. Você sofreu maus-tratos familiares?
Dra. Cameron: Não!
Dr. House: Abusos sexuais?
Dra. Cameron: Não!
Dr. House: Mas está magoada, não está?

***

Dra. Cuddy: Sua reputação não vai durar se não fizer seu trabalho. A clínica faz parte do trabalho. E quero que faça o seu trabalho!

Dr. House: Bem, como o filósofo Jagger disse uma vez: "Nem sempre se tem o que se quer."

* * *

Paciente: Não a vacinamos porque acho que é uma forma de as grandes companhias farmacêuticas nos enganarem e aumentarem o lucro do negócio delas.
Dr. House: Sabe qual outro negócio é muito bom? Caixões bem pequeninos para bebês. Você pode comprar um verde-claro ou vermelho-fogo. Verdade.

* * *

Dra. Cuddy: O que veio fazer aqui? Ver um paciente?
Dr. House: Não, uma prostituta. Mas ela foi para o meu escritório em vez de ir para minha casa.

* * *

Dr. House: Oh, merda. [Ao ver os pais de um paciente vindo em sua direção.] Outra razão pela qual não gosto de conhecer os pacientes. Se não souberem como é, não podem gritar com você.

* * *

Dr. House: Olá, doentes e familiares, sou o doutor Gregory House. Podem me chamar de Greg. Sou um dos três médicos trabalhando na clínica esta manhã. Este raio de sol é a doutora Lisa Cuddy. A Dra. Cuddy dirige este hospital inteiro, por isso está muito ocupada para tratar vocês. Sou especialista em nefrologia e doenças infecciosas, além de ser o único médico nesta clínica que trabalha contra a vontade. Mas não se preocupem, porque, para a maioria de vocês, este trabalho poderia ser feito por um macaco com um frasco de Motrin. Por falar nisso, se algum de vocês for particularmente irritante, poderão me ver tomar isto. É Vicodin. É meu. Não darei a vocês de jeito nenhum. E não, não tenho nenhum problema em controlar a dor, tenho sim um problema com as dores. Mas, quem sabe, talvez eu esteja errado. Talvez esteja drogado demais para perceber...

***

Dra. Cameron: Os homens deviam crescer.
Dr. House: Sim, e os cães deviam parar de se lamber.

***

Dr. House: O que prefere, um médico que segure sua mão enquanto você morre ou um médico que o ignore enquanto o cura? Se bem que o pior é um médico que o ignore enquanto você morre...

***

Dr. Foreman: Acho que o seu argumento é duvidoso.
Dr. House: E eu acho que a sua gravata é feia.

***

Dr. House: Você tem um parasita.
Paciente: Como uma tênia ou algo assim? Pode fazer alguma coisa?

Dr. House: Só por mais um mês. Depois disso, a remoção dele se torna ilegal, exceto em alguns estados.
Paciente: Ilegal?
Dr. House: Não se preocupe. Muitas mulheres aprendem a aceitar esse parasita. Dão um nome a ele, o vestem com roupas pequeninas, colocam ele para brincar com outros parasitas...

***

Dra. Cameron: É impossível chegar até você pelos métodos normais, eles telefonaram antes...
Dr. House: Perseverança não é sinônimo de merecimento. Da próxima vez que quiser a minha atenção, use algo engraçado. Calças justas são muito sensuais.

***

Dra. Cuddy: Trabalhar com pessoas faz de você um médico melhor.
Dr. House: Quando foi que me inscrevi nesse curso?

***

[Uma paciente agradece a House.]
Paciente: Muito obrigada, tenho quero dar um presente ou qualquer coisa a você.
Dr. House: Às vezes, o melhor presente é nunca mais ver o outro.

***

Dra. Cameron: Você sempre tem razão e nós somos idiotas.

Dr. House: Não. Só não me considero um idiota e não acredito que todos vocês tenham razão.

* * *

Dra. Cuddy: Esperava você no meu gabinete há vinte minutos.
Dr. House: Sério? É estranho, porque eu não tinha qualquer intenção de ir ao seu gabinete há vinte minutos.

* * *

Freira: A Irmã Agustina acredita em coisas que não são reais.
Dr. House: Pensei que esse fosse um requisito indispensável para vocês.

* * *

Paciente: Este hospital é bom?
Dr. House: Depende do que quer dizer com "bom". Pessoalmente, gosto destas cadeiras.

* * *

Dra. Cuddy: Bom dia, Dr. House!
Dr. House: Bom dia, Dra. Cuddy! Adoro essa roupa. Ela diz "sou profissional, mas também sou mulher". Aliás, a segunda parte quase que grita isso.

* * *

Dr. House: Não sabia que era possível uma mulher estar "anormalmente" irritada.

Dra. Cameron: Boa tentativa, mas você é um misantropo, não um masoquista.

* * *

Dr. Foreman: Já vimos todo o resto.

Dr. Wilson: Já examinaram os peitos?

Dra. Cameron: [Olha para House.]

Dr. House: [Revolvendo os olhos.] Pff... Homens!

* * *

Dr. Foreman: Por que está sempre me provocando?

Dr. House: É a minha função... Tem piorado ultimamente?

Dr. Foreman: Me parece que sim.

Dr. House: Sério? Isso descarta aquela coisa do racismo. Você continua tão negro quanto na semana passada.

* * *

Dra. Cuddy: Ainda posso despedir você se não fizer o seu trabalho.

Dr. House: Estou aqui das nove às cinco.

Dra. Cuddy: Mas não fez praticamente nenhum relatório este ano.

Dr. House: O ano foi difícil.

Dra. Cuddy: E ignora pedidos de consulta.

Dr. House: Eu retorno as ligações. Mas às vezes o número está errado.

* * *

Dr. Wilson: Eu amo a minha mulher!
Dr. House: Com certeza você ama dizer isso.

***

Dr. House: Enquanto tentar ser bom, pode fazer o que quiser.
Dr. Wilson: E enquanto não tentar, pode dizer o que te der na telha.
Dr. House: Então, juntanto nós dois, podemos fazer tudo. Podemos dominar o mundo!

***

[Os pais de um paciente se aproximam de House quando este está no bar.]
Pais: Como pode estar aí sentado?
Dr. House: Se comer de pé eu vomito.

***

Dr. House: Oh-oh. O que aconteceu?
Dra. Cameron: Estou calibrando novamente a centrífuga.
Dr. House: Vire para cá. [Ela se vira e percebemose claramente que estava chorando.] É uma coisa muito triste, uma centrífuga descalibrada. Isso também me faz chorar.

***

Estudante de Medicina: Você está lendo história em quadrinhos!

Dr. House: E você está chamando atenção para os seios ao usar uma blusa tão decotada.
[A estudante fica surpresa.]
Dr. House: Oh, desculpe, pensei que era um concurso de observações óbvias. Sou competitivo por natureza.

* * *

Dr. Wilson: Não precisa saber tudo sobre todo mundo.
Dr. House: Também não preciso ver *The O.C.*, mas isso me faz feliz.

* * *

Estudante: Você deveria ouvir a nossa história sobre os pacientes.
Dr. House: Não. Eu deveria ensinar vocês. Se puder fazer isso sem ouvir suas histórias, melhor ainda.

* * *

Dra. Cuddy: Roubar o teste de outra pessoa? Não acredito que tenha autorizado isso!
Dr. House: Sério? Me parece o tipo de coisa que eu faria.

* * *

[Ao ver House tomar um dos seus comprimidos.]
Dra. Cuddy: Sabe que existem outras maneiras de lidar com a dor...
Dr. House: Tipo o quê? O riso? A meditação? Conhece alguém que consiga despertar o meu terceiro chacra?

* * *

Dr. House: O fígado dele está parando.
Pai do paciente: O quê? O que isso quer dizer?
Dr. House: Quer dizer que ele está melhor e pode ir para casa.
Pai do paciente: O quê?
Dr. House: O que acha que quer dizer? Ninguém vive sem um fígado, ele está morrendo.
Pai do paciente: Qual é o seu problema?
Dr. House: Uma perna ruim, e o seu?

* * *

Paciente: Não consigo tirar as minhas lentes de contato.
Dr. House: Tirar de onde? Não estão nos seus olhos.
Paciente: Mas eles estão vermelhos.
Dr. House: Isso é porque está tentando arrancar suas córneas.

* * *

Paciente: Estou limpo, meu, não tomo esteroides ou o que quer que seja.
Dr. House: Os seus lábios dizem que não, seus testículos dizem que sim.

* * *

Dr. House: [A Cuddy.] Uma vez você me perguntou porque acho que tenho sempre razão e percebi que tem razão... pelo menos, acho que tem.

***

Dr. House: O quê? Está dizendo que só tenho um amigo?
Dr. Wilson: Hã, e quem...
Dr. House: O Kevin, da contabilidade.
Dr. Wilson: Certo. Antes de mais nada, o nome dele é Carl.
Dr. House: Eu o chamo de Kevin, é o nome que ele usa no nosso clube secreto de amigos.

***

Dra. Cuddy: Deu Lupron a ele?
Dr. House: Isso.
Dra. Cuddy: E disse que era algo parecido com leite?
Dr. House: Sim.
Dra. Cuddy: Existe alguma maneira de isso não ser mentira?
Dr. House: É cremoso. Mas tenho três razões.
Dra. Cuddy: Boas?
Dr. House: Veremos dentro de um minuto, ainda as estou inventando.

***

Dr. Chase: Como se sentiria se eu interferisse na sua vida pessoal?
Dr. House: Iria odiar. É por isso que não tenho vida pessoal.

* * *

Dra. Cuddy: Preciso que use o seu jaleco.
Dr. House: E eu preciso de dois dias de sexo selvagem com alguém obscenamente mais jovem do que você. Tipo, metade da sua idade.

* * *

Dr. Wilson: O ultrassom e a biopsia confirmaram os nossos piores receios. O tumor é muito grande, tem pelo menos treze quilos.
Paciente: Oh, meu Deus.
Dr. House: E na verdade é o recorde desta clínica!

* * *

Paciente: Não estou grávida.
Dr. House: Desculpe, mas não pode dizer isso sem um estetoscópio. Normas do sindicato.

* * *

Dr. House: Uau. Com certeza me deu motivo para pensar. Quem me dera ser tão aberto quanto você.
Dra. Cuddy: Bom...
Dr. House: Na verdade, estava falando da sua blusa.

* * *

Dr. House: Eu ligo. Deixem que o mestre ensine como se faz. "Senhor Park? Aqui fala o doutor House, do Hospital Princeton-

Plainsboro em Nova Jersey. O seu filho Harvey morreu. Precisamos que venha identificar o corpo. Sim, lamento, é a lei." [Cameron fica paralisada, Chase olha para o céu, Foreman abre a boca.] Dar más notícias é uma verdadeira arte.

Dra. Cameron: Eles vão aparecer no necrotério.

Dr. House: Me avisem quando a Cuddy começar a berrar.

* * *

Dr. Wilson: Seja você mesmo: frio, despreocupado, distante.

Dr. House: Por favor, não me coloque num pedestal.

* * *

[Cuddy vai atrás de House, para dizer algo a ele.]

Dr. House: [Gritando no meio do hospital.] Nunca mais quero ir para a cama com você! A primeira vez foi lastimável, só porque é minha chefe não pode abusar do meu corpo.

* * *

Dra. Cameron: [Referindo-se a Stacy.] A mulher com quem vivia.

Dr. House: Esse é o nome indígena dela. Na carta de motorista é Stacy.

* * *

Dr. House: Bom, eu não queria falar mal de outro médico... principalmente quando se trata de um bêbado inútil.

* * *

Dr. Foreman: O nível de saturação do oxigênio está normal.
Dr. House: Está um por cento abaixo do normal.
Dr. Foreman: Está dentro dos parâmetros. É normal.
Dr. House: Se o DNA dela estivesse um por cento abaixo do normal, ela seria um golfinho.

* * *

Dra. Cuddy: Está sendo prolixo de propósito?
Dr. House: Hã?

* * *

[Sobre Cuddy.]
Stacy: Ela tem problemas com essas situações. Se sente responsável.
Dr. House: O termo técnico é narcisismo. Não pode achar que é tudo culpa sua a menos que se consideres onipotente.

* * *

[A um jornalista.]
Dr. House: Na minha opinião, o Dr. Charles Sebastian é um idiota. Sim, pode me citar. C-U-D-D-Y.

* * *

[House acaba de falar ao telefone com a sua mãe.]
Dra. Cameron: Quem era?

Dr. House: A Angelina Jolie. Eu trato ela por mãe. Quem é que acha isso sexy?

***

Dr. Foreman: Não tem nenhuma evidência que apoie um diagnóstico de envenenamento.
Dr. House: É por isso que vai ser tão legal quando descobrirem que tenho razão.

***

Dr. House: Você está curado. Levante-se e ande.
Paciente: Está doido?
Dr. House: Na Bíblia só dizem "Sim, meu Senhor", e levantam-se.
[O paciente protesta, mas acaba se levantando, surpreso.]
Paciente: O que você fez?
Dr. House: Não. O que fez, Senhor?

***

Dr. House: Só porque ele diz que eu bati nele, não significa que seja verdade. Veja! [Grita para o ar.] Estou rodeado por meninas nuas! [Nada acontece.] Viu só?

***

[Dr. House está com Stacy, quando o marido dela chega.]
Mark: O que está acontecendo?
Dr. House: Não é o que está pensando. Parece que estamos lavando louça, mas na verdade estávamos fazendo sexo.

* * *

Dr. Foreman: Leu o histórico dele?
Dr. House: Comecei, mas achei os personagens muito rasos.

* * *

Stacy: Se o Chase cometeu um erro tão grave, por que não o demite?
Dr. House: Ele tem um cabelo bonito.

* * *

Dr. House: Vou prescrever alguns antibióticos e é melhor não ter relações sexuais durante um tempo.
Paciente: Durante quanto tempo?
Dr. House: Para o bem da nossa espécie, eu recomendaria... para sempre.

* * *

Dr. Wilson: Sabe que seu celular está desligado? Você recarrrega a bateria de vez em quando?
Dr. House: As baterias pode ser recarregadas? Eu costumo comprar um celular novo todos os dias.

* * *

Dr. House: Fume dois cigarros por dia, nem mais, nem menos. Os estudos indicam que fumar é uma das formas mais eficazes de controlar inflamações intestinais. Ainda por cima, vai ficar trinta por cento mais charmoso.
Paciente: Está brincando comigo?

Dr. House: Sobre ficar charmoso? Sim. Quanto ao resto, não.
Paciente: Mas isso não é viciante e perigoso?
Dr. House: Quase tudo o que receito é viciante e perigoso.

***

[A um paciente que lhe bloqueia a passagem.]
Dr. House: Tenho uma bengala e sei usá-la.

***

Dr. House: Cinco em ponto, o doutor House vai embora.
Dra. Cuddy: São vinte e cinco para as cinco.
Dr. House: Era para arredondar.

***

Dra. Cameron: As minhas opiniões não devem ser rejeitadas só pelo fato de não gostarem de mim.
Dr. House: Eles gostam de você. Todos gostam de você.
Dra. Cameron: Você gosta de mim?
Dr. House: Não.

***

Paciente: As enfermeiras falam muito de você.
Dr. House: Não acredite nelas. Eu coloco uma meia nas calças.

***

Dra. Cameron: É o seu aniversário. Isso é motivo para estar feliz.
Dr. House: O que veio fazer aqui? Me dar um pônei?

* * *

Paciente: Você tem um enorme letreiro que diz "não incomode" estampado na testa.
Dr. House: Isso explica tudo! Eu mandei colocar na porta.

* * *

Dr. House: Levando em conta os seus níveis hormonais, você teve um aborto.
Paciente: Eu nem sequer tive um encontro.
Dr. House: E é fisicamente impossível fazer sexo sem que alguém pague um jantar a você?
Paciente: Eu não faço sexo desde que me separei do meu marido. E isso já faz mais ou menos um ano.
Dr. House: Certo. Você é quem sabe. Foi uma imaculada concepção.
Paciente: Hum, o que é que eu faço?
Dr. House: Bom, isso é óbvio. Crie uma religião.

* * *

[A um candidato negro à presidência dos Estados Unidos.]
Dr. House: Acredite, você não vai ser presidente, aconteça o que acontecer. Não chamam ela de Casa Branca só por causa da pintura.

* * *

Dra. Cuddy: Por que é que sempre tem de tornar as coisas tão dramáticas?
Dr. House: Porque sou um pobre cãozinho órfão. Au, au, au.

***

Dr. Foreman: Você é viciado em conflitos.
Dr. House: [Olhando para o seu Vicodin.] Mudaram o nome?

***

[A uma paciente grávida do ex-namorado.]
Dr. House: O seu ex-namorado é parecido com o seu marido?
Paciente: Sim.
Dr. House: Então tenha a criança. Ele nunca perceberá. Os casamentos mais bem sucedidos são baseados em mentiras. Está começando muito bem.

***

Dra. Cuddy: Tenho más notícias para você. Ela não te ama.
Dr. House: É feio ter ciúmes.

***

[Os médicos dizem a House que têm de amputar sua perna dele e ele recusa.]
Dr. House: Gosto da minha perna. Tenho ela desde criança.

***

Dra. Cuddy: Viu os seios dela?
Dr. House: Foi um exame médico. Estava ouvindo o coração. E ele dizia algo como: "Greg-House, Greg-House, Greg-House".

* * *

[Ligam para o celular e House atende.]
Dr. House: Casa dos choramingos de House, apresente a sua queixa.

* * *

Dr. House: Estou vendo. Tem sete anos, é bonita, não pode ter bactérias asquerosas que comem carne. Vamos curá-la com raios de sol e pelúcia!

* * *

Dr. House: Trinta por cento dos pais nem percebem que estão criando o filho de outro.
Dr. Foreman: Pelo que li, os casos de paternidade falsa não são superiores a dez por cento.
Dr. House: Isso é o que as nossas mães querem que acreditemos.

* * *

[House diz a um político que terá de abrir o cérebro dele.]
Dr. House: Vai ser difícil, pois os políticos não costumam usá-lo.

* * *

Dra. Cuddy: Você tem tomado comprimidos demais. Os doentes estão comentando. Os médicos também.
Dr. House: Por que a sua bunda está tão grande atualmente?

***

[House pega Wilson comprando uma caixa de chocolates.]
Dr. House: Svinnuk. Quem é a sortuda?
Dr. Wilson: A minha mulher.
Dr. House: Não, não quero saber quem é que vai ficar com os chocolates, e sim com quem está tendo um caso.
Dr. House: Temos um policial com um ferimento de bala.
Dra. Cameron: Deram um tiro nele?
Dr. House: Não, colocaram a bala na sopa dele.

***

Dr. House: Acontece que as suas opiniões não dão bons resultados. Aconselho a usar as minhas.

***

[Um paciente explica a House uma operação que fez.]
Dr. House: Que história fascinante. Já pensou em adaptá-la para o teatro?

***

[A equipe de House é a favor de que um paciente receba alta.]
Dr. House: A menos que eu tenha sido designado como a quarta parte do eixo do mal, que tenha sido invadido e ocupado, aqui ainda não é uma democracia. Ele fica.

***

[No vestiário do hospital.]
Dr. House: Ei, rapaz, sabe o que são hemorroidas?
Adolescente: Não.
Dr. House: Então procure no Google! E coma mais fibras em vez de donuts.

***

[House a Cuddy ao ver que tem um novo ajudante.]
Dr. House: Para que quer um secretário, a agência matrimonial não tem dado resultado?

***

[House, após descobrir uma infecção numa paciente.]
Dr. House: Adoro o cheiro de pus pela manhã. Cheira a... vitória!

***

[A um familiar, antes de falar com uma paciente.]
Dr. House: Importa-se de esperar lá fora por um momento?
Familiar: Por quê?
Dr. House: Porque você me irrita.

***

Dr. House: O que posso dizer? As pequenas sem dentes me excitam.
Dr. Wilson: Isso é nojento.
Dr. House: E isso é discriminação etária.

***

[Sobre os e-mails.]
Dr. House: Pensava que as pessoas não liam os seus e-mails. A tecla "apagar" está tão bem localizada...

***

Dra. Cameron: A minha tia Elisa vive na Filadélfia...
Dr. House: Oh! Hora das histórias. Espera que vou buscar minha a minha ama-seca.

***

[Um homem exige que House cure um paciente por ele ser seu irmão.]
Dr. House: Ele é importante para você. Já percebi. Então, nada de placebos para ele. Vamos usar só medicamentos verdadeiros.

***

[Discutindo com Cameron sobre um paciente.]
Dr. House: Comecem a dar imunoglobulinas agora. Se ele melhorar, eu ganho; se morrer, você ganha.

***

Dr. Foreman: Ei, posso falar com você?
Dr. House: Claro.
Dr. Foreman: Olha, a Cameron é minha amiga. Este acordo do encontro...
Dr. House: Acabou o tempo, obrigado por ter jogado.

4. Receitando música

Holmes adora tocar violino e House, piano. O médico é um grande apaixonado por música e tem uma grande coleção de canções no seu computador. A música que ele ouve também define a sua personalidade. Para seguir o estilo de vida de House, aqui vai a trilha sonora da vida dele, uma lista completa de tudo o que tem no seu iPod:

***Teardrop* do *Massive Attack*.** É a canção que aparece nos créditos da série. É perfeita para se lamentar e se castigar por todos os seus problemas. Consumir, se possível, com uma garrafa de uísque e mergulhado em uma banheira com água até em cima.

***On Saturday Afternoons in 1963* de *Rickie Lee Jones*.** No final do segundo episódio, House assiste a uma partida de beisebol de um dos seus pacientes, já recuperado. É o tema ideal para sentir nostalgia do passado; no caso de House, de quando podia praticar esportes.

One is the Loneliest Number do *Three Dog Night*. No final de "O Princípio de Occam", quando House consegue resolver o caso dos comprimidos amarelos. Um tema para se sentir vencedor, mas, ao mesmo tempo, abandonado e dominado pela solidão.

Feelin' Alright de *Joe Cocker*. House se senta em seu escritório depois de tomar Vicodin e sorri com prazer. A canção é perfeita para enganar os nossos problemas e, dessa forma, nunca conseguir solucioná-los, para que nos acompanhem por toda a vida.

I Never Saw it Coming de *Windy Wagner*. Em "Medicina Esportiva", Foreman percebe que House tinha razão. House sorri maliciosamente. É uma música para lembrarmos a nós mesmos de que temos sempre, sempre (sem exceção alguma) razão.

Got to Be More Careful de *Jon Cleary*. Esta música aparece quando Wilson e House entram no carro esportivo que um mafioso ofereceu ao médico. Nesta sequência, Wilson avisa House que não se deve brincar com os seus subordinados, nem enfrentá-los.

It's Okay to Think About Ending do *Earlimart*. Cameron se despede do hospital e dos seus colegas. House diz: "mais um dos seus gestos nobres?". Uma canção que nos pede para colocarmos tudo no seu devido lugar e deixarmos as coisas claras.

High Hopes de *Frank Sinatra*. House chega em casa e olha para a secretária eletrônica, que indica doze mensagens recebidas. House começa a cantarolar essa música, que reflete a sua vitória por ter alguém girando à sua volta.

I Call It Love de *Windy Wagner.* No bar, House confessa a Wilson que não sabe se quer que o marido de Stacy sobreviva à operação. Uma visão dramática do amor que nos ajuda a não pensarmos nele como uma coisa com sentido, fácil e boa para nós.

You Can't Always Get What You Want dos *Rolling Stones.* Mick Jagger é um dos fetiches de House e a primeira temporada acaba com este tema definitivamente negativo que nos lembra que, na vida, nem tudo é possível como nos contos.

Mad World de *Gary Jules.* Essa canção, que descreve um mundo vazio, sem nenhum tipo de sentimentos, nem mesmo de esperança no futuro, toca no computador de House quando ele recebe a visita de Chase em seu escritório. Para renunciar à humanidade.

Delicate de *Damien Rice.* A ruptura amorosa é retratada por Damien Rice como uma longa e tortuosa queda no inferno. Este tema surge numa cena em que House pensa em Stacy. Relembre o passado e se fixe (e se amargure) nele.

Gravity de *John Mayer.* Depois de analisar uma estudante de Medicina que pedia a House um pouco de atenção, o médico se fecha no seu gabinete. Esta canção que nos propõe que nos fechemos no nosso mundo interior e passemos um tempo sem os demais, começa à tocar.

Waiting on an Angel de *Ben Harper.* Esperar que um anjo apareça e o resgate do mundo cruel que o envolve é o sonho oculto de House. Se, em vez de solucionar a sua vida, quiser esperar que alguém venha lhe ajudar, grave esta música na cabeça.

Agradecimentos

Para a Carla, por ser o sol que me ilumina cada dia e me ajuda a caminhar pela vida com um sorriso. Obrigado por me fazer mais feliz do que eu poderia imaginar.

Para os meus pais, pelo seu apoio sincero em todos os momentos da minha vida. Por saber que estão sempre ao meu lado. Obrigado por todo o amor que me deram.

Para a Glòria Gash, diretora editorial da Now Books e a maior fã de House que conheci. Por acreditar em mim desde o primeiro dia, apesar das minhas ideias arriscadas.

Para os meus amigos Jordi e Xavi, talvez sejam a coisa mais próxima de House que alguém poderá encontrar na vida real. Obrigado por serem sempre tão brutalmente honestos.

Clássicos Fantásticos

Como seriam alguns de nossos clássicos se tivessem sido escritos hoje?

Foi com esta ideia que surgiu a coleção Clássicos Fantásticos. Quatro autores com grande experiência em humor e roteiros para TV se debruçaram sobre algumas de nossas obras mais festejadas e criaram uma versão desses livros, agora com elementos de ficção moderna.

Os leitores irão se surpreender ao perceber que, partindo da história original, foi possível incluir elementos fantásticos e criar tramas sem perder o significado dos clássicos.

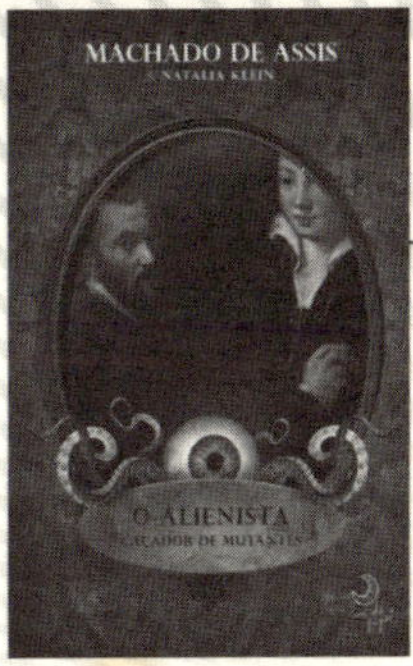

MACHADO DE ASSIS E NATALIA KLEIN

O alienista caçador de mutantes

Agora, a vila de Itaguaí é alarmada pela queda de uma nave espacial e por uma névoa que causa mutações alienígenas. Quem cuidará do caso é o médico Simão Bacamarte, que recebeu do povo a alcunha de alienista, uma combinação de alien com especialista.

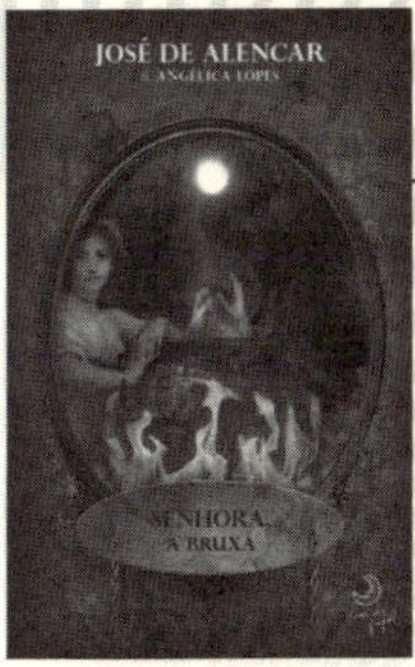

JOSÉ DE ALENCAR E ANGÉLICA LOPES

Senhora, a bruxa

Em 1875, José de Alencar criou "Senhora", essa destruidora de corações que comprou o único homem que se atreveu abandoná-la. Nesta nova versão do romance clássico o folhetim de época vira uma trama sobrenatural, com elementos de magia.

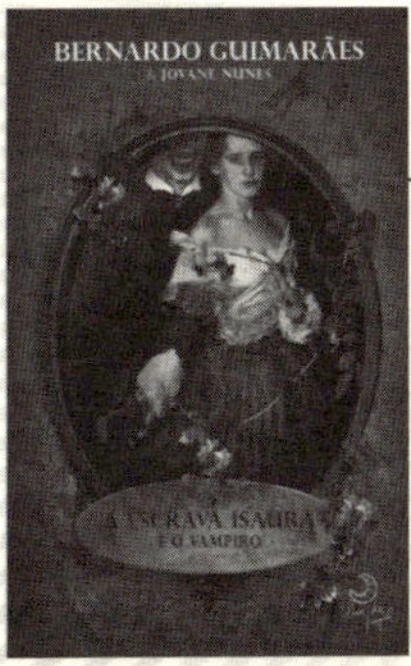

BERNARDO GUIMARÃES E JOVANE NUNES

A escrava Isaura e o vampiro

Um livro apavorante! Baseado no romance de Bernardo Guimarães, a história ganha nova vida, com gente morta para todo lado e um vilão, Leôncio, como um Vampiro atrapalhado.

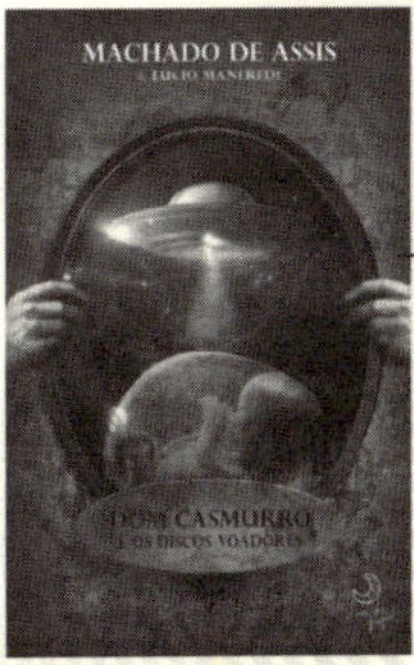

MACHADO DE ASSIS E LÚCIO MANFREDI

Dom Casmurro e os discos voadores

A trama romântica com a famosa personagem clássica Capitu agora sofre a interferência de seres alienígenas e andróides, disfarçados sob os personagens originais de Machado. Bentinho não está apenas envolvido no triângulo amoroso, mas numa disputa de forças intergalácticas.

Este livro foi composto em Rotis
Semi Sans para a Lua de Papel
em dezembro de 2010.